W0254082

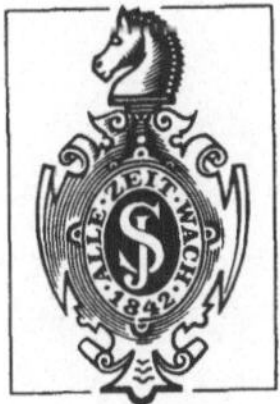

Karl-Heinz Grotemeyer

Thrombozytenfunktion bei neurologischen Erkrankungen

Laborchemische und klinische Untersuchungen

Mit einem Geleitwort von G. Brune

Springer-Verlag
Berlin Heidelberg New York
London Paris Tokyo

Privatdozent Dr. Karl-Heinz Grotemeyer,
Westfälische Wilhelms-Universität Münster,
Klinik und Poliklinik für Neurologie,
Albert-Schweitzer-Straße 33,
D-4400 Münster

Mit 40 Abbildungen und 30 Tabellen

ISBN-13:978-3-540-18817-9 e-ISBN-13:978-3-642-73368-0
DOI: 10.1007/978-3-642-73368-0

CIP-Titelaufnahme der Deutschen Bibliothek
Grotemeyer, Karl-Heinz:
Thrombozytenfunktion bei neurologischen Erkrankungen: laborchem. u. klin. Unters. / Karl-Heinz Grotemeyer. – Berlin; Heidelberg; New York; London; Paris; Tokyo: Springer, 1988
ISBN-13:978-3-540-18817-9

2125/3130-543210

Geleitwort

Mit zunehmender Lebenserwartung gewinnen chronische und akute Zirkulationsstörungen im Bereiche des zentralen Nervensystems und damit verbundene Funktionsstörungen vermehrt an Bedeutung. Zahlreiche Untersuchungen weisen darauf hin, daß Veränderungen der Thrombozytenfunktion bei den genannten Zirkulationsstörungen einen wichtigen pathogenetischen Faktor darstellen. In diesem Zusammenhang stellte sich die Frage nach der Möglichkeit, die Bestimmung von Thrombozytenfunktionen diagnostisch zu verwenden, einschl. Beurteilung der Wirkungen entsprechender Medikamente.

Die vorliegende Arbeit beinhaltet eine Methode zur Erfassung von Thrombozytenfunktionen, die bei mehr als 1000 Patienten mit verschiedenen neurologischen Erkrankungen, einschl. zerebrovaskulärer Insuffizienz, erprobt wurde. Die Ergebnisse zeigen, daß zahlreiche neurologische Erkrankungen mit der Änderung von Thrombozytenfunktionen einhergehen, dies wird insbesondere bei Erkrankungen, die mit Durchblutungsstörungen verbunden sind, sichtbar. Erstuntersuchungen an gesunden Verwandten von Hirninfarktpatienten lassen auf die Möglichkeit schließen, die Methode zur Früherfassung vaskulärer Erkrankungen einzusetzen. Weiterhin zeigte sich, daß die Thrombozytenfunktionen durch bestimmte Medikamente, wie z.B. Azetylsalizylsäure individuell sehr unterschiedlich normalisierbar sind.

Mit der hier dargestellten Methode wird die Thrombozytenfunktion einfach nachweisbar und eine Therapie mit Plättchenfunktionshemmern unmittelbar klinisch/-laborchemisch einschätzbar. Hiermit gewinnt diese Methode über das neurologische Fachgebiet hinaus Bedeutung für die Grundlagenwissenschaft und für die klinisch-chemische Diagnostik.

Münster, im Dezember 1987 G. Brune

Danksagung

Herrn Prof. Dr. H. J. Lehmann, Direktor der Neurologischen Klinik und Poliklinik der GHS Essen, möchte ich für die Unterstützung bei der Erarbeitung der Grundlagen dieser Arbeit danken.

Herrn Prof. Dr. J. Jörg, seinerzeit Oberarzt der Neurologischen Klinik der GHS Essen, danke ich für die zahlreichen Diskussionen, die ein permanenter Anspruch an die klinische Relevanz einer jeden Testanordnung waren.

Herrn Prof. Dr. M. Bergener, Direktor der Rheinischen Landesklinik in Köln, danke ich für die großzügige Möglichkeit, in seinen Laboratorien meine begonnenen Untersuchungen fortsetzen zu können.

Mein besonderer Dank gilt Herrn Prof. Dr. G. G. Brune, Direktor der Klinik für Neurologie der WWU Münster, der mir die klinische Überprüfung der entwickelten Verfahren ermöglichte und mich in zahlreichen Diskussionen unermüdlich in meiner Arbeit unterstützte, so daß diese Arbeit überhaupt in dieser umfassenden Form entstehen konnte.

Herrn Dr. E. Hultsch, Institut für Medizinische Informatik und Biomathematik der WWU Münster, aber auch Herrn Dr. X. Zeller, Biomathematisches Institut der GHS Essen, sei an dieser Stelle für die Beratung zur Aufarbeitung von Rohdaten gedankt.

Für die Unterstützung bei der Migräne-Aspirin-Studie danke ich Herrn Dr. R. Viand, für die Hilfe bei der Nachuntersuchung von Hirninfarktpatienten Herrn M. Leonhard und für die Durchführung der Untersuchung zur Plättchenfreisetzung unter In-vitro-Bedingungen Herrn Dr. B. Kuglin.

Nicht zuletzt sei den Patienten und Probanden für ihre Mithilfe und Geduld gedankt, ohne die die vorliegenden Untersuchungen nicht hätten durchgeführt werden können.

Inhaltsverzeichnis

1 Einführung und Problemstellung

1.1 Allgemeine Vorbemerkungen

Unter dem Blickwinkel neurologischer Erkrankungen bieten sich gleich mehrere Aspekte, die eine nähere Betrachtung des Blutplättchens notwendig erscheinen lassen.

Einerseits kann der Thrombozyt als Modell eines Neurons [166, 320, 321], aber auch als Modell einer Gliazelle [229] oder einer Muskelzelle [286], das „einfach" zugänglich ist, aufgefaßt werden. Andererseits ist das Blutplättchen auch als Bestandteil der zellulären Gerinnung bei neurologischen Erkrankungen mitinvolviert [8, 147]. Auf dem Hintergrund der sog. Verletzungstheorie der Atherosklerose [188, 346] könnte dem Thrombozyten – oder besser seiner Funktion [305] – eine erhebliche Bedeutung im Rahmen von zerebrovaskulären Ereignissen [222, 392, 403] zuzuordnen sein.

Im folgenden soll die letztere Möglichkeit näher beleuchtet werden, zumal nicht nur bei den sog. zerebrovaskulären Störungen [124], sondern auch bei der Migräne [143] oder gar der multiplen Sklerose [323] eine pathologisch veränderte Plättchenfunktion als pathophysiologische Komponente der Krankheitsbilder diskutiert wird.

So gibt es gute Hinweise, daß z. B. bei einer transitorisch ischämischen Attacke (TIA) [85], aber auch bei Hirninfarkten und Migräneattacken [181] die Plättchen einen, wenn auch vielleicht nicht immer kausalen, so doch wesentlichen Anteil haben.

Dennoch wird die Plättchenfunktion bisher weder kaum im Rahmen einer klinisch neurologisch orientierten Therapieplanung berücksichtigt noch wird sie routinemäßig erfaßt.

Derzeit ist unklar, wenn nicht gar zweifelhaft, ob es möglich sein wird [51], Plättchenfunktionsdiagnostik routinemäßig durchzuführen und so in eine klinische Frage-

---

Verzeichnis der Abkürzungen

ADP	Adenosindiphosphat	PET	Positron-Emissions-Tomographie
ASS	Azetylsalizylsäure	Pf4	Plättchenfaktor 4
ATP	Adenosintriphosphat	PG	Prostaglandin
CAT	Kollagen-Agarose-Test	PNP	polyneuropathisches Syndrom
CVI	zerebrovaskuläre Insuffizienz	PR	Plättchenreaktivität
DAT	Demenz vom Alzheimer-Typ	PRP	plättchenreiches Plasma
ED	Encephalomyelitis disseminata	s1	einfache Standardabweichung
Gp	Glykoprotein	TIA	transitorisch-ischämische Attacke
HI	Hirninfarkt	$TX A_2$	Thromboxan A_2
MDA	Malondialdehyd	VBI	vertebrobasiläre Insuffizienz
MKK	Muskelkontraktionskopfschmerz	β-Tg	β-Thromboglobulin
MW	Mittelwert		

stellung einzubinden. Es ist immerhin die physiologische Aufgabe des Thrombozyten, Gefäßverletzungen sofort zu verschließen [120] – eine Untersuchung des Blutbestandteils Thrombozyt ist aber ohne Gefäßverletzung nicht möglich.

Bevor daher auf einzelne Krankheitsbilder geschaut werden kann oder klinische Beziehungen zu Meßergebnissen gesucht werden können, bedarf es zunächst einer genauen Betrachtung möglicher Untersuchungstechniken, die eine Plättchenfunktion beschreiben sollen.

Erst wenn die Grenzen, aber auch die Möglichkeiten eines zu wählenden Testinstrumentariums überprüft und definiert sind, läßt sich zunächst die Frage nach der Häufigkeit einer veränderten Plättchenfunktion bei klinisch definierten unterschiedlichen Krankheitsbildern stellen.

Weiterhin kann die Frage nach der Veränderung der Meßwerte für die Plättchenfunktion bei Verwandten von Gefäßpatienten, aber auch die Frage nach einer Beziehung zwischen dem Auftreten bekannter Risikoparameter und einer Änderung der Plättchenfunktion Aufschluß über den möglichen klinischen Wert des Parameters „veränderte Plättchenfunktion" geben.

Einen zusätzlichen Aspekt, um das Phänomen „pathologische" Plättchenfunktion bei neurologischen Krankheitsbildern klinisch weiter einzuordnen, bietet die Beobachtung von Langzeitveränderungen der Plättchenfunktion nach durchgemachtem Hirninfarkt.

Schließlich ist von sog. „Aggregationshemmern" wie der Azetylsalizylsäure bekannt, daß sie bei einem Teil der Behandelten prophylaktisch nach einer TIA den Hirninfarkt verhindern soll [8, 25, 74, 174, 378]. Somit stellt sich die Frage, ob in der Neurologie übliche „Thrombopathifikanzien" [264] wie Azetylsalizylsäure, Piracetam und Dextran 40 eine Normalisierung einer als „pathologisch" bezeichneten Plättchenfunktion herbeiführen und ob sie und in welcher Dosierung sie in ihrer Wirkung auf die Plättchen ein klinisch unumgängliches Medikationsintervall überdauern.

1.2 Zusammenfassung der Fragenkomplexe

Die Frage nach der Bedeutung der Plättchenfunktion und deren routinemäßigen Erfaßbarkeit bei neurologischen Krankheitsbildern hängt zwar aus klinischer Sicht eng zusammen, aber sie beinhaltet eine Summe von Teilproblemen, die nur getrennt bearbeitet werden können.

Die anstehenden Probleme lassen sich im wesentlichen in 5 Hauptfragen zusammenfassen:

- Wie sind die Thrombozytenfunktionen laborchemisch beschreibbar?
- Wie verhalten sich Thrombozyten definierter neurologischer Krankheitsbilder?
- Wie ist die Plättchenfunktion bei neurologischen Krankheitsbildern medikamentös zu beeinflussen?
- Sind verschiedene Testansätze (Testbatterien) für eine Routinediagnostik unumgänglich?
- Ist eine Routinediagnostik klinisch machbar, wo kann sie in Zukunft bei neurologischen Erkrankungen sinnvoll sein?

Aus der Aufteilung der Fragenkomplexe ergibt sich zwangsläufig eine Aufgliederung der Arbeit in 5 Teile, die weitgehend in sich geschlossen diskutiert werden müssen, um bei der Vielzahl von experimentellen Daten den Einzelergebnissen annähernd gerecht zu werden.

Gegenstand des ersten Teiles soll die Heranführung an die Problematik der Plättchenfunktion unter physiologischen Bedingungen und die Abtastung der laborchemisch technischen Grenzen bekannter und neu entwickelter Thrombozytentestverfahren sein.

Im zweiten Teil soll versucht werden, mit den zuvor beschriebenen „Test"-Methoden eine klinische Einordnung der Meßwerte im Rahmen verschiedener neurologischer Krankheitsbilder zu erzielen.

Inhalt des dritten Teiles soll eine Untersuchung zur Manipulierbarkeit der Plättchenfunktion durch Plättchenfunktionshemmer unter Berücksichtigung des klinischen und laborchemischen Hintergrundes sein.

Der vierte Teil der Arbeit ist einer kritischen Betrachtung der verschiedenen Meßmethoden im Hinblick auf eine Vergleichbarkeit der Ergebnisse unter klinisch-laborchemischem Aspekt vorbehalten.

Trotz der Aufgliederung in einzelne Abschnitte bleibt in jedem Abschnitt die Mehrschichtigkeit der zu bearbeitenden Problematik nicht ganz auflösbar.

Daher soll im fünften Teil schließlich versucht werden, die wesentlichen Ergebnisse aus den einzelnen Kapiteln auszuwerten, um die Frage nach der Bedeutung der Plättchenfunktion bei neurologischen Krankheitsbildern und der klinisch routinemäßigen Durchführbarkeit einer Plättchenfunktionsdiagnostik im Zusammenhang aufzugreifen.

2 Möglichkeiten und Grenzen in der Thrombozytenfunktionsdiagnostik

2.1 Der Thrombozyt

2.1.1. Historische Vorbemerkungen

Im Jahre 1882 zeigte Bizzozero [41], daß die Blutplättchen im Blut zirkulieren, 1885 ging Schimmelbusch [355] dann auf „die Blutplättchen" und die Blutgerinnung erstmals ein, ebenfalls 1885 beschrieb Lubnitzky [253] die heute noch zutreffende Bedeutung der Plättchen bei der initialen Formation eines Gefäßthrombus. Ein erstes „Testverfahren" stellte wiederum Schimmelbusch 1885 [355] vor, als er fand, daß sich an einem durch die V. jugularis gezogenen Faden in strömendem Blut Plättchen abscheiden. Dann gerieten diese Erkenntnisse nach der Entdeckung der Beeinflussung der plasmatischen Gerinnung durch Kumarine (Anschütz 1903) [12] in den Hintergrund.

Erst mit Wright (1941) [437], Hellem (1960) [198], Born (1962) [50] sowie O'Brien (1964) [295] kam ein neues Interesse an der Plättchenfunktion und deren Messung auf, die inzwischen zahlreiche Varianten [20, 57, 196, 213, 214, 233, 252, 263, 289, 369, 400, 439] erfahren hat – ein Hinweis auf die Schwierigkeit, der Komplexität [120] der Thrombozytenfunktion durch „Meßmethoden" gerecht zu werden.

2.1.2 Biochemisch-morphologische Grundlagen

2.1.2.1 Allgemeine Vorbemerkungen

Die durchschnittliche Plättchenzahl in strömendem menschlichen Blut beträgt 150000–400000/µl [30]. Pro 24 h werden bei gesunden Probanden 36000/µl! neu gebildet [186]. Die durchschnittliche Überlebensdauer eines Plättchens im Plasma beträgt 11 Tage [189]. Der Thrombozyt besitzt eine Größe zwischen 2 und 3 µm und ist bis auf den fehlenden Zellkern entsprechend dem allgemeinen Zellbauplan strukturiert [231, 383] (Abb. 1).

Die Plättchen entstehen im Gegensatz zu Leukozyten, die ihren Kern behalten, und Erythrozyten, die zwar zum Ende ihrer Reifung ihren Kern verlieren, nicht aber durch Reifungsteilungen, sondern durch Polyploidisierung. Dies ermöglicht die Freisetzung bis zu 3000 Thrombozyten aus einem einzigen Megakaryozyten [312], was eine Plättchenneubildung von 1.5 Mio/s bedeutet [358].

Das Besondere dieser Stammzelle Megakaryozyt ist, daß sie ihren Fragmenten, den Thrombozyten, eine Membran, die N-Azetylneuraminsäure (NANA) enthält, mitgibt. Die NANA-Konzentration ist 10fach höher als bei den Erythrozyten ($1{,}9 \cdot 10^6$

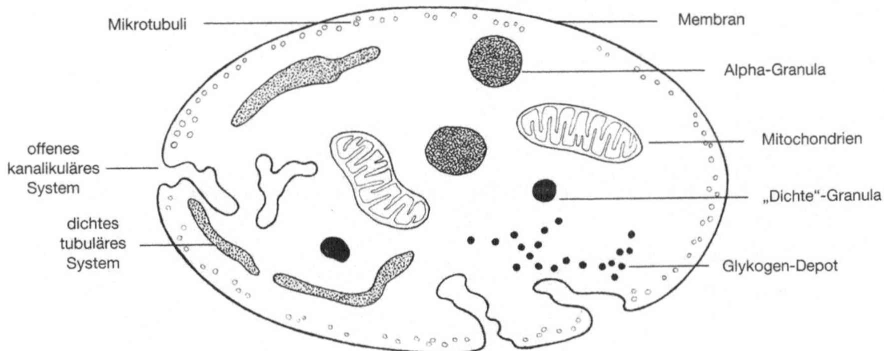

Abb. 1. Darstellung der wesentlichen Bestandteile des Blutplättchens

Moleküle/μm^2) [67]. Der Gehalt an Sialinsäure bewirkt die starke negative Ladung der Plättchen, überdeckt andere Plättchenrezeptoren, die einen Zellkontakt auslösen würden und verhilft so dem Plättchen ähnlich wie fetalen Zellen oder Tumorzellen, sich auch „invasiv" zu verhalten [288, 337].

Diskutiert wird, daß ein Anstieg von NANA zu einer explosionsartigen Plättchenfreisetzung aus den Megakaryozyten führt [187] und daß die Entfernung des Plättchens aus dem Kreislauf Folge eines NANA-Abfalles ist, wobei dann wahrscheinlich plättchenspezifische Erkennungsmuster frei werden [82], denn mit Neuramidase behandelte Plättchen werden schnell aus dem Kreislauf eliminiert. Während der Aggregation fällt ebenfalls der NANA-Gehalt der Plättchen ab [67], und über Ca^{++}-Ionen in Verbindung mit den Glykoproteinen (IIb/IIIa) soll der Zellkontakt zustandekommen.

Das Fehlen des Zellkerns führt bei den Plättchen nicht nur zur Einschränkung der Fähigkeit zur Zellteilung, sondern es fehlt auch die Fähigkeit, Reparaturen durchzuführen, die DNS-Information verlangen, z. B. kann eine durch Azetylsalizylsäure gehemmte Zyklooxygenase nicht mehr ersetzt werden.

Die Zellorganellen und Membranstrukturen stellen ein vollwertiges zelluläres System dar.

Nach alten, noch lichtmikroskopischen Befunden unterscheidet man verschiedene Zonen: die periphere Zone mit „äußerem Mantel", der Einheitsmembran, der submembranen Region, die Sol-Gel-Zone mit Mikrotubuli und Mikrofilamenten sowie die Organellenzone und die Membranenzone.

2.1.2.2 Die periphere Zone

Der „exterior coat" (athmosphère plasmatique [344]) sowie die „unit membrane" und submembrane Zone umfassen den äußeren Bereich der Plättchen. Bei den hier vorhandenen Glykoproteinen handelt es sich um den Teil des Plättchens, der „mit der Umgebung" als erster in Kontakt tritt, d.h. hierherüber müssen alle auf das Plättchen auftreffenden „Reize" ablaufen.

Tabelle 1. Membranglykoproteine [nach 377]

Gp Ia:	Kollagen-Plättchen-Interaktion
Gp Ib:	Rezeptor für v. Willebrand-Faktor und Thrombin
Gp Ic:	unklar
Gp IIa:	unklar
Gp IIb:	in Verbindung mit Gp IIIa: Fibrinogen und v. Willebrand-Faktor
Gp IIIa:	s. o.
Gp V:	Substrat für Thrombin
Gp IX:	wie Gp Ib

Der äußere Mantel (exterior coat)

In diesem finden sich verschiedene Glykoproteine, deren Funktion im Rahmen der Plättchenfunktion teilweise bereits aufgeklärt ist (Tabelle 1), z. B. lassen sich nur über Defekte in diesen Glykoproteinen das Bernard-Soulier-Syndrom sowie die Thrombasthenia Glanzmann erklären [377]. Aber auch ADP, Katecholamine, Prostaglandine und andere Plättchenstimulatoren sind auf intakte Glykoproteine des „exterior coat" angewiesen [192].

Die Einheitsmembran

Diese unterscheidet sich in ihrer Phospholipid-Zusammensetzung nicht wesentlich von anderen Blutzellen. Während der Zellaggregation scheint ihr jedoch eine Beschleunigerfunktion im Aggregationsprozeß zuzukommen [135] – daß hier Plättchenfaktor 3 entsteht, vermutet Marcus [258].

Die submembrane Region

Die Proteine des kontraktilen Systems [91], über das nicht nur die diskoide Plättchenform, sondern auch die Pseudopodien stabilisiert werden können [93], sind hier lokalisiert.

2.1.2.3 Die Sol-Gel-Zone

Erst mit elektronenmikroskopischen Untersuchungen wurde klar, daß dieser als Hyaloplasma beschriebene Bereich aus einer dichten Matte fibröser Elemente besteht [106], die einem Gel in ihrer Konsistenz gleicht. Die wesentlichen Elemente dieser Zone sind die Mikrotubuli und Mikrofilamente, die auch als Zytoskeleton zusammengefaßt werden.

Die Mikrotubuli

Diese Elemente dienen sehr wahrscheinlich zur Strukturerhaltung der Zelle [422], allerdings ist diese Auffassung nicht unumstritten [423].

Die Mikrofilamente

Das zweite Element der Sol-Gel-Zone bildet ein unregelmäßiges Netz von 5 nm breiten Filamenten, die ähnlich einer Muskelzelle aus Aktin bestehen [91, 157]. Aktin ist im Vergleich mit Myosin im Überschuß da (1:100) [7]. Unklar ist, ob diese Filamente sich erst mit der Plättchenstimulation ausbilden [91]. Ionisiertes Kalzium scheint aber auch hier zur Interaktion zwischen Aktin und Myosin unumgänglich zu sein [22].

2.1.2.4 Die Organellenzone

Mitochondrien, elektronendichte Zellkörper und α-Granula, Lysosomen und Peroxisomen werden hierzu gerechnet (Tabelle 2). Die Mitochondrien sorgen für die wichtige ATP-Bildung [208], wenngleich die Plättchen im Plasma auch durch die Glykolyse den Energievorrat decken können, ist dieser Weg aber offensichtlich während der Mitochondrientätigkeit gehemmt [358].

Die „dense bodies“ enthalten Kalzium, Pyrophosphate, ADP, ATP, Serotonin, diese Substanzen können während der Release-Reaktion freigesetzt [109] werden.

Die α-Granula beinhalten [372] Plättchenfaktor 4, β-Thromboglobulin, Plättchenwachstumshormon, Thrombospondin, Fibrinogen, Fibronecetin, Faktor VIII-AG, Albumin und weitere Gerinnungsfaktoren. Auch diese Substanzen involvieren den Aktivierungsprozeß der Plättchen [287].

Lysosomen und Peroxisomen kommen in allen Zellen vor. Die ersteren sind bei Phagozytosemechanismen wichtig [290], die letzteren sind in ihrer spezifischen Funktion bei der Plättchenfunktion unklar [287].

Tabelle 2. Inhalt der Plättchengranula [nach 287]

Dense bodies	α-Granula	Lysosomen	Peroxisomen
ADP	Pf4	Saure Hydrolase	Katalase
Kalzium	Albumin	Kathepsin D, E	
ATP	β-Thromboglobulin		
Pyrophosphate	Plättchen-Wachstumshormon		
Serotonin	Permeabilitätsfaktor		
	Chemotakt. Fakt.		
	Baktericidaler Fakt.		
	Thrombospondin		
	Fibrinogen		
	Faktor V		
	Faktor VIII-AG		
	Fibronecetin		

2.1.2.5 Die Membranenzone

Hier läßt sich „ein offenes" mit der Oberfläche in Verbindung stehendes kanikuläres System (OCS) und ein System elektronendichterer Kanäle (DTS) unterscheiden. Beide Systeme sind untereinander verwoben.

Das OCS vergrößert durch seine Einbuchtungen die Oberfläche des Plättchens, die mit dem Plasma Kontakt halten kann, erheblich. Durch dieses Kanalsystem werden die Plättcheninhaltsstoffe freigesetzt [427]. Das DTS stellt ein völlig eigenständiges System dar, ein Residuum des nichtgranulierten endoplasmatischen Retikulums [426]. In Fenstern des OCS münden DTS-Kanäle ein. Diesem Membransystem kommt erhebliche Bedeutung bei der Verschiebung von Ca^{++} zu. Das OCS funktioniert dabei ähnlich wie das System der transversalen Tubuli im Muskel. Das DTS setzt als „sakrotubuläres" Element der Muskelzelle [429] Ca^{++} frei. Kürzlich konnte dann auch gezeigt werden, daß die Ca^{++}/Mg^{++}-ATPase im DTS lokalisiert ist [101]. Über diesen Mechanismus kann Ca^{++} aus dem Zytoplasma bis aus der Zelle hinaus durch die cAMP-abhängige Ca-Pumpe transportiert werden [192].

2.1.3 Veränderungen während der Plättchenaktivierung

Im Kreislauf findet sich der Thrombozyt in einem dynamischen Gleichgewicht. Trotzdem reagieren die Zellen nicht nur extrem sensitiv auf Stimulationsauslöser, sondern auch extrem schnell. Nach Born [51] ist in vivo mit einer theoretischen Aktivierungszeit von 100 ms zu rechnen. Von Bedeutung scheinen eine Verschiebung von Ca-Ionen und eine Änderung der Zellkompartimentierung zu sein [358].

2.1.3.1 Wege zur Plättchenaktivierung

Bis vor 20 Jahren schien eindeutig zu sein, daß der erste Schritt der Stimulationsantwort die Freisetzung von ADP war. Mittlerweile ist klar, daß auch völlig unabhängig vom ADP eine Plättchenaggregation mit einer TX A_2-Freisetzung stattfinden kann [178]. Eine weitere unabhängige Möglichkeit ist über eine Veränderung der α-adrenergen Rezeptoren gegeben; denn durch ASS gegenüber Arachidonsäure insensitiv gemachte Plättchen reagieren nach Gabe von Ephedrin wieder (Rao) [326]. Somit muß auch allein durch eine Membranmodulation, unabhängig vom Prostaglandinstoffwechsel und vom ADP-Mechanismus, eine Plättchenaktivierung möglich sein [327]. Norne [291] fand hier als eine mögliche Modulation eine Senkung des Membran-pH-Gradienten – aber erst 5 s nach Thrombinstimulation. Aber auch durch den plättchenaggregierenden Faktor (PAF-Aceter) können die Plättchen aktiviert werden. Allerdings dürfte es nach neueren Ergebnissen unwahrscheinlich sein [73], daß dieser plättchenaktivierende Plasmafaktor nur über den Prostaglandinstoffwechselweg wirkt.

2.1.3.2 Die Plättchenklebrigkeit (stickiness)

Wesentliche Voraussetzung für die Formierung eines Thrombus ist, daß die Plättchen adhäsiv werden. Dieser Vorgang des „Klebrigwerdens" ist vollständig reversibel. Wird die Membran aber möglicherweise ein zweites Mal dem gleichen Stimulus ausgesetzt, dann können noch weitere Plättchenreaktionen erfolgen [326]. Der Formwandel ist nicht fest mit dem „Klebrigwerden" verknüpft. ADP initiiert zunächst einen Formwandel, erst nach Vorbehandlung mit Cytochalasin B kommt es durch ADP zunächst nur zu einem „Klebrigwerden". Das Plättchen muß auch nicht als gesamtes „klebrig werden", sondern dieses kann auch lokalisiert bleiben. White [425] interpretiert die Phagozytose von Latexpartikeln durch das OCS als „focal stickiness". Eng verbunden mit diesem lokalen oder generalisierten Prozeß des „Klebrigwerdens" ist der Adenylatzyklase-Phosphodiesterase-Komplex, eine Erhöhung von cAMP blockiert den Einfluß verschiedener Stimulatoren, jedoch nicht die Aufnahme von Latexpartikeln, dieses geschieht erst nach Behandlung mit Cytochalasin B. Es wird damit naheliegend, daß die peripher liegenden Glykoproteine einen entscheidenden Einfluß als Rezeptoren auf das „Klebrigwerden" von Plättchen haben [318].

Das „Klebrigwerden" ist jedoch auch noch von Kofaktoren abhängig, z. B. ist die Adhäsion auf Subendothelium nicht nur von Gp Ib abhängig, sondern es wird auch der v. Willebrand-Faktor benötigt. Fibronecetin erscheint für Kollagen, Fibrinogen für ADP wichtig als Kofaktor. Unabhängig von anderen Kofaktoren scheint meist die Mobilisation von Ca^{++} nötig zu sein, wenn Plättchen in Interaktion treten [280]. Offen ist, ob die Hämagglutinationsaktivität der Plättchen, die in den α-Granula lokalisiert sein soll, wesentlich für das „Klebrigwerden" ist [154].

2.1.3.3 Der Formwandel der Plättchen (shape change)

Formwandel – das ist die Veränderung des Plättchens aus der diskoiden in eine mehr sphärische Form mit Pseudopodien – ist eine „Plättchenantwort" auf unterschiedliche Stimuli [420].

Unabhängig vom „Klebrigwerden" findet er auch in thrombasthenischen Plättchen, die nicht untereinander in Kontakt treten können, statt. Diese Antwort der Plättchen ist jedoch sehr variabel, was White [428] zu der Feststellung veranlaßte:

"No two platelets appear to undergo identical physical changes at the same moment in response to the same stimulus under identical conditions."

Vorbehandlung mit Cytochalasin B verlängert nicht nur die Zeit bis zu einer definitiven Plättchenaggregation nach Stimulation, sondern hemmt auch den Formwandel [424]. Aber auch der Formwandel ist reversibel [92]. EDTA löst einen Formwandel ohne Veränderung im Zytoskeleton aus [421]. Erst längeres Stehenlassen in vitro führt zu einer irreversiblen Veränderung. Nach der Retraktion eines Thrombus ist diese auch nicht mehr reversibel [424]. Azetylsalizylsäure, Indometacin blockieren nicht den ADP- und thrombininduzierten „shape change", wohl aber den kollageninduzierten [68]. Ähnlich wie das Klebrigwerden kann auch der „shape change" lokalisiert bleiben [430].

2.1.3.4 Die Plättchenkontraktion

Dieser Vorgang bedeutet, daß eine Konstitution von Mikrofilamenten, die die Granula nach zentral bewegen, stattfindet. Dieses läuft ähnlich der Kontraktion der

Muskelzelle ab [430]. Wesentlich sind hier Freisetzungen aus dem internen Ca-Speicher, dem DTS [424]. Die gleichen Substanzen, die das „Klebrigwerden" [328] verursachen oder den Formwandel bedingen, lösen auch diese innere Reorganisation des Plättchens aus. Zwar kommt diese Reorganisation physiologisch meist als Folge eines Formwandels vor, dennoch können beide Vorgänge aber auch unabhängig voneinander stattfinden [428]. Auch diese Kontraktion ist zunächst reversibel. ASS und Indometacin vermögen diesen Prozeß nicht zu hemmen, sondern nur zu modifizieren [158].

2.1.3.5 Die Sekretion (release reaction)

White [431] definiert die von Grette [167] erstmals beobachtete Freisetzungsreaktion als Sekretion von Plättcheninhaltsstoffen aus ungeschädigten Plättchen ohne Verlust von Zytoplasmamaterial oder mitochondrialen Enzymen. Wenngleich auch die Sekretion individuell nur in einzelnen Plättchen ablaufen kann und sie nicht an das „Klebrigwerden" der Plättchen gebunden ist, so fördern die freigesetzten Plättcheninhaltsstoffe doch die Plättchenklebrigkeit. Man kann zwei Sekretionen unterscheiden [111]: Sekretion I soll stattfinden, wenn geringe Mengen ADP und Thrombin zugegen sind, dann soll es nur zur Freisetzung von Inhaltsstoffen der „dense granula" kommen. Eine komplette Entleerung aller Organellen (Release II) soll nur nach starken Reizen stattfinden. Für die zweite „Welle" der Plättchenaggregation, die irreversibel ist, sind Plättcheninhaltsstoffe von erheblicher Bedeutung – jedoch nicht unumgänglich, da hohe Mengen von Prostaglandinen auch ohne Sekretion die Aggregation auslösen. Neuere Untersuchungen zeigen, daß weder ADP noch Prostaglandinstoffwechselprodukte für die irreversible Aggregation unumgänglich sind [326].

2.1.3.6 Der Prostaglandinstoffwechsel

Nachdem Smith [374] und Vane [406] 1971 fast zur gleichen Zeit die selektive Blokkierung der Prostaglandinproduktion in menschlichen Plättchen beschrieben hatten, wurde bald nicht nur die Plättchenfunktionshemmung unter Azetylsalizylsäure, sondern die Plättchenfunktion an sich fast nur noch unter diesem Blickwinkel gesehen [175, 308].

Aus Arachidonsäure (Abb. 2) entsteht mit Hilfe der Zyklooxygenase, die durch Azetylsalizylsäure hemmbar ist, PGG_2 und PGH_2. Hieraus wird in der Endothelzelle Prostazyklin gebildet. Dieses soll die Plättchenanlagerung am Gefäßendothel verhindern. In den Thrombozyten aber entsteht hieraus Thromboxan A_2, welches aber sehr schnell in Thromboxan B_2 zerfällt und meist nur in dieser Form nachweisbar ist. Thromboxan ist ein potenter – aber nur einer unter vielen [208] – Auslöser der Plättchenaggregation [308].

Der Verminderung der Thromboxanbildung bei gleichzeitiger Erhöhung von Prostazyklin wird eine atheroskleroseprophylaktische Wirkung zugesprochen. – Bei Eskimos, die über Makrelen Eikosapentaenoinsäure zu sich nehmen, bildet sich, da diese eine Vorstufe in der Prostaglandinsynthese ist, insuffizientes TX A_3 in den Plättchen bei gleichzeitiger Erhöhung von Prostazyklin in den Endothelzellen.

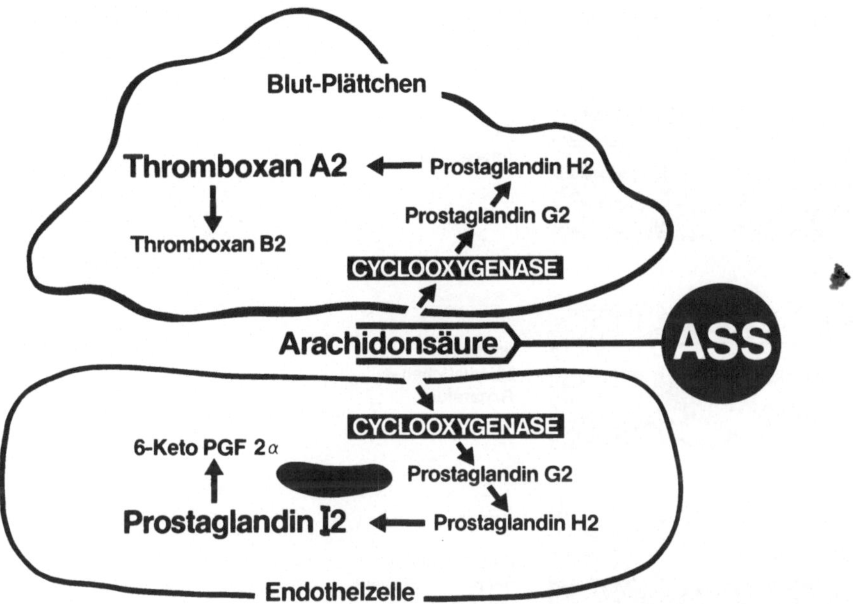

Abb. 2. Schematische Darstellung des Prostaglandinstoffwechsels in Endothelzellen und Thrombozyt

Dieses führte zwar zu einer leichten Blutungsneigung, aber atherosklerotische Gefäßveränderungen sollen bei so ernährten Eskimos trotz hoher Fettzufuhr nicht vorkommen [127].

2.1.4 Die physiologischen Aufgaben der Thrombozyten

Die physiologische Funktion der Thrombozyten beruht darauf – soweit dieses bekannt ist –, Verletzungen der Gefäßwand zu verschließen. Grundsätzlich sind Thromben, die sich nach einer isolierten Intimaverletzung bilden und Blutpfröpfe, die sich nach einer Gefäßverletzung zur Blutstillung entwickeln, zu differenzieren.

Das letztere soll hier nicht weiter betrachtet werden. Bei den sich entwickelnden Thromben finden sich nach einer einmaligen Verletzung Plättchen, die sich direkt an Kollagen anlagern. Bei einer größeren Verletzung findet sich zusätzlich Fibrin zwischen den Plättchen.

Es muß heute davon ausgegangen werden, daß ein Plättchen auch nur vorübergehend eine Endothellücke schließen kann [411], ohne selbst großen Veränderungen unterworfen zu werden.

Bei jeder dieser Gefäßwand-Plättchen-Interaktionen kann es aber auch nicht nur zum Formwandel, zur inneren Reorganisation und Freisetzung aus den „dense bodies", sondern auch zu einer Freisetzung aus den α-Granula kommen. Auch ADP von der verletzten Gefäßwand kann zusätzlich wirksam werden, so daß nicht nur eine Einzelsubstanz [51], sondern die Menge der einwirkenden Reize letztlich die Förderung weiterer Plättchenanlagerungen bewirkt [208]. Es kann, wenn einzelne Plättchen zur Schließung einer Endothellücke nicht ausreichen (Abb. 3), auch zur

Möglicher physiologischer Ablauf

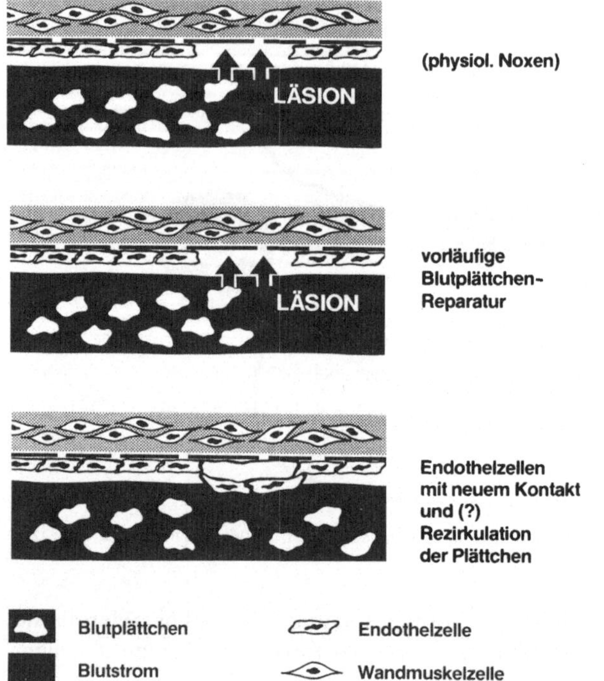

Abb. 3. Vereinfachende schematische Darstellung einer möglichen physiologischen Funktion der Plättchen im Gefäßsystem

Gefäßkontraktion unter Thromboxan A_2 und Serotonin kommen, wobei durch eine plättcheninduzierte Kontraktion [371] das thrombotische Material konsolidiert werden kann. Diese Fähigkeit, dynamisch einmal als kaum „tangiertes" Element eines kurzfristig gestörten Endothelzellverbandes der Gefäßwand und ein anderes Mal als Kristallisationspunkt einer lokalisierten (latenten?) Gerinnung zugleich fungieren zu können, machen das „thrombozytäre System" zu einem wesentlichen Faktor in der Erhaltung und Wiederherstellung der Gefäßwandintegrität und damit wahrscheinlich auch in der Homöostase der Gefäßwandschrankenfunktion [359].

2.1.5 Mögliche thrombozytäre Mitverursachung der atherosklerotischen Erkrankungen

Die Interaktion Thrombozyt – Gefäß(wand) kann aber auch pathologische Folgen haben, wie z. B. thrombotische Gefäßverschlüsse. Aber auch bei der Entstehung atherosklerotischer Plaques wird den Thrombozyten derzeit eine wesentliche Rolle zugemessen.

Möglicher pathologischer Ablauf

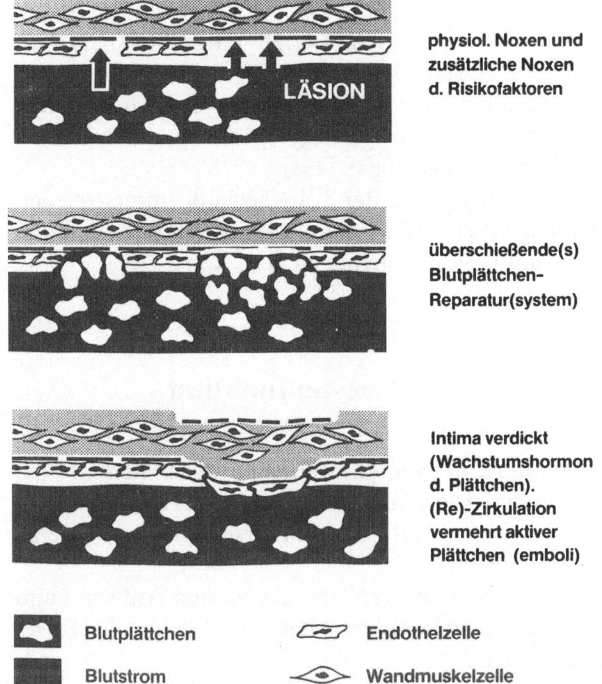

Abb. 4. Vereinfachende schematische Darstellung der Plättchen-Gefäßwand-Interaktion im Fall einer pathologischen Situation

Die Response-to-injury-Theorie [185, 305, 346] (Abb. 4) geht davon aus, daß auf einer geschädigten Endothelschicht Thrombozyten aggregieren und thrombozytäre Faktoren, z.B. das weitgehend aufgeklärte Plättchenwachstumshormon [119], dann eine Proliferation und ein Wachstum der glatten Muskelzellen verursachen. Zusätzlich kumulieren dann hier Lipide.

Führt man z.B. eine Endothelschädigung durch eine cholesterinhaltige Diät durch, so findet man bei Schweinen mit einem Fehlen des F-VIII nur Atherome, bei gesunden Schweinen aber eine Atherosklerose [148]. Auch künstlich plättchenarm gemachte Tiere entwickeln im Gegensatz zu ihren „gesunden" Artgenossen unter einer wiederholten Schädigung des Endothels keine typischen proliferativen Veränderungen.

Klinisch genauso relevant, wenn nicht gar wesentlicher, ist die Beteiligung der Plättchen an akuten Gefäßverschlüssen. Atherome können natürlich so stark ausgeprägt sein, daß sie eine hämodynamisch signifikante Einengung des Gefäßlumens bewirken. Meistens ist eine Stenose jedoch ein Sekundärphänomen. Während bei einer Stenose durch Fibrose der betroffenen Media Blutungen ohne Einfluß der Plättchen entstehen, haben die Plättchen bei der Entstehung eines Wandthrombus primäre Bedeutung. Nach durch Atherome entstandenen Einengungen bilden sich Turbulenzen, hier werden Plättchen aktiviert, die sich dann als wandständige Thromben anlagern können und bei nicht ausreichender fibrinolytischer Eigenaktivität des Blutes mit Endothel überzogen und in die Wand inkorporiert werden können [31]. Auch beim arteriellen Spasmus (Prinzmetal-Angina?) [408], aber auch bei der Subarachnoidalblutung [255] spielen Inhaltsstoffe der Plättchen, z.B. Thromboxan A_2, als Vasokonstriktoren möglicherweise eine entscheidende Rolle.

Aber auch bei Mikroembolien handelt es sich nicht nur um Cholesterinembolien [137], sondern auch Mikroembolien aus Thrombozytenaggregaten spielen hier eine Rolle. Typisches Beispiel ist hier die Amaurosis fugax [433].

Neuere szintigraphische Untersuchungen mit der ^{111}In-Technik unterstreichen gerade diesen Gesichtspunkt pathologischer Plättchenfunktion bei chronischen und akuten atherosklerotisch bedingten zerebralen Ereignissen [211, 230].

2.2 In-vitro-Meßverfahren der Thrombozytenfunktion

Da insbesondere bei zur Arteriosklerose neigenden Menschen die Plättchen eine fundamentale Rolle zu spielen scheinen, ist es wünschenswert, diese Thrombozytenfunktion in pathologisch und physiologisch mittels einer Untersuchungsmethode zu differenzieren und klinisch nutzbar zu machen.

Messungen in vivo sind aber – es sei denn mit großem technischen Aufwand und radioaktiver Markierung der Plättchen – nicht möglich. Daher muß sich in der Regel auf In-vitro-Verfahren beschränkt werden.

Offen ist, welche der bekannten und quantifizierbaren Plättchenfunktionen denn wirklich für eine pathologische Funktion der Plättchen repräsentativ sind. Grundsätzlich lassen sich in vitro Adhäsion, Aggregation und Agglutination unterscheiden. Während die Agglutination von untergeordneter Bedeutung für Testsysteme ist, wurden zahlreiche sog. Adhäsions- bzw. Aggregationsteste konzipiert. Aber auch die Plättchenüberlebenszeit, die Bestimmung von Plättcheninhaltsstoffen und unspezifische Meßverfahren sind derzeit gebräuchlich.

2.2.1 Die Adhäsion

Unter Adhäsion wird die direkte Auflagerung der Plättchenmembran auf der Gefäßoberfläche verstanden [29]. Während Lymann 1971 [256] noch der Auffassung war, daß Ca-Ionen für die Adhäsion unwesentlich sind, ist mittlerweile für Subendothelium und Kollagen deutlich geworden, daß hier Ca-Ionen eine wesentliche Rolle spielen [84, 232].

2.2.1.1 Mögliche Meßverfahren

Zahlreiche Testsysteme mit unterschiedlichen, artifiziellen Oberflächen sind beschrieben zur Messung einer Adhäsion. Genannt seien nur die Teste nach Hellem [198, 199], die mit Glasperlen als Oberfläche arbeiten, der Fasertest nach Jacobi

[213], der Test an Polymeren nach Lymann [255] sowie die Perfusionskammer nach Turitto [400].

2.2.1.2 Entwicklung und Standardisierung eines Verfahrens zur Plättchenanlagerung an polymerisiertes Kollagen

Einführung in die Meßproblematik

Im Gegensatz zu Glasperlen handelt es sich bei Kollagen um eine physiologische Oberfläche, mit der die Plättchen auch in vivo in Berührung kommen können.

Nachdem Nymann [293] zeigen konnte, daß bei Aggregationstestsystemen die Art der unphysiologischen Kollagenaufarbeitung direkt mit dem Testergebnis zusammenhängt, erscheint es naheliegend, Kollagen unter physiologischen Bedingungen zu verwenden – unter solchen Bedingungen kommt es dann natürlich zur Polymerisation [170].

Kollagenfibrillen über 2 µm sollen aber keine Aggregation mehr auslösen [273] können. Santoro [351] vertritt sogar die Auffassung, daß die unterschiedlichen Plättchen-Aggregationsaktivitäten verschiedener Kollagentypen [18] auf einen unterschiedlichen Polymerisierungszustand des Kollagens zurückgeführt werden können.

Ein bereits früher entwickeltes Testsystem auf der Basis von polymerisiertem insolubilisiertem Kollagen wurde daher für den klinischen Einsatz modifiziert und standardisiert [169].

Untersucht wurde an 17 gesunden Probanden, 9 weiblich und 8 männlich, im Alter von 28 ± 5 Jahren, die 10 Tage vor der Untersuchung keine Medikamente eingenommen hatten. Weiterhin wurden 67 Patienten und Probanden, 35 männlich, 32 weiblich (31 gesunde Probanden und 36 Patienten, die an peripheren neurologischen Erkrankungen litten - 9 periphere traumatische Nervenläsionen und 27 Lumbalgien) mituntersucht, bei denen sich keine Hinweise für eine vaskuläre Erkrankung fanden. Bei allen Untersuchten war auch die Familienanamnese im Hinblick auf vaskuläre Erkrankungen leer. Raucher waren 40 der Untersuchten. Blutdruck, Blutzucker, Fettstoffwechsel und Harnsäure waren bei allen Untersuchten im Normbereich. 4 Patienten waren übergewichtig (> Broca-Index + 10%).

Morgens wurde bei nüchternen Probanden, ohne daß bestimmte Ruhezeiten eingehalten wurden, 10 ml (1:10) Zitratblut und 2 ml EDTA-Blut, nachdem die ersten 2 ml Blut verworfen worden waren (Zweispritzentechnik), abgenommen.

Herstellung der Testsubstanz

100 mg Kollagenreagenz „HORM“ werden in einem Dialysierschlauch (Visking, Typ 27/32, Serva) gegen 2000 ml Natriumphosphatpuffer (0,1 mol/l) bei pH 7,8 während 24 h bei 4°C dialysiert. Das so polymerisierte Kollagen wird dann zu 8000 mg Sepharose 6B (Pharmacia) gegeben, die mit BrCN [17] aktiviert und in 100 ml Natriumphosphatpuffer (0,1 mol/l) pH 7,8 suspendiert wurde. Nachdem beide Substanzen 24 h bei 4°C miteinander gemischt worden sind, wird das noch nicht an Agarose gekoppelte Kollagen durch 5 Waschvorgänge mit jeweils 250 ml Trisphosphatpuffer (0,1 mol/l) pH 8,6 und pH 4,1 im Wechsel auf einem D3-Glas-Keramik-Filter (Fa.

Brand) herausgewaschen. Eventuell unbesetzte CN-Gruppen werden hierdurch gleichzeitig inaktiviert.

Die so entstandene Kollagenagarose ist mit 30 ml Trisphosphatpuffer (0,1 mol/l) pH 8,6 und 2 mg Na-Azid als Ausgangssuspension bis 3 Monate bei 4°C haltbar.

2 ml Ausgangssuspension werden mit 8 ml isotonem Glukosepuffer pH 2,6 (Hormonchemie München) suspendiert. Nach 5 min bei Raumtemperatur wird die Kollagenagarose nach Abzentrifugieren (4 min bei 2000 g) und Dekantieren mit Trisphosphatpuffer (0,1 mol/l, 0,15 mol/l NaCl) bei pH 7,6 resuspendiert, so daß eine definitive Suspension von 10 ml vorliegt, die Arbeitssuspension.

Die Menge der nötigen Ausgangssuspension variiert je nach Güte der Kopplung und wird so eingestellt, daß 0,5 ml Arbeitssuspension im Ansatz (s. u.) bei einem gesunden Probanden, der keinerlei Medikamente einnimmt, mindestens 100000 Thrombozyten/µl anlagern kann.

Der Testansatz

Nach Zentrifugieren des Zitratblutes (15 min bei 160 g und 25°C) werden 1,56 ml plättchenreiches Plasma (PRP) – 1,5 ml für den Versuchsansatz, 0,06 ml für die Bestimmung der Plättchenzahl (s.u.) – mit einer automatischen Pipette (Fa. Brand) abgehoben und in ein 10-ml-PVC-Röhrchen transferiert. 0,5 ml Kollagen-Agarose-Arbeits-Suspension werden nach Entnahme von 3mal 20 µl PRP zugegeben, und anschließend wird der Testansatz 15 min in einem Winkel von 45° bei 37°C im Wasserbad mit 20 U/min rotiert.

Nachdem das Kollagenagarosenetz zu Boden gesunken ist, werden 3mal 20 µl Plasma aus dem Überstand zur Bestimmung der Plättchenzahl abgehoben.

Die mathematische Berechnung[1] (Tabelle 3)

Wenn Einzelergebnisse und nicht nur statistische Mittelwerte Verwendung finden sollen, so müssen die Einzelwerte zumindest im Hinblick auf technisch zu erwartende Fehler abgesichert werden.

Zunächst sind Pipettierfehler und Zählfehler des automatischen Partikelzählers zu minimieren, aus diesem Grunde wird wie folgt verfahren:

Die jeweils 3 Proben zum Versuchsbeginn und zum Versuchsende werden jeweils 3mal mit einem elektronischen Plättchenzähler (Fa. Toa) gezählt. Insgesamt ergeben sich für eine Blutprobe so 9 ggf. verschiedene Werte, die aber einer statistischen Normalverteilung gehorchen.

Somit ergibt sich nicht nur die Möglichkeit, einen Mittelwert zu bestimmen, sondern es können auch die Werte definiert werden, außerhalb derer sich der wahre Mittelwert nur mit einer Wahrscheinlichkeit von 1% befindet.

Durch die Verwendung der 99%-Konfidenzgrenzen werden die Fehler des Testsystems ebenso wie eine ungenaue Blutverarbeitung nicht herausgemittelt, sondern weitergetragen. Durch ein solches Verfahren bleibt in jedem Einzelfall bereits an dieser Stelle der Laborfehler transparent.

---

[1] Für die Unterstützung bei der Erstellung des Berechnungsmodells danke ich Herrn Dr. X. Zeller, Biomathematisches Institut der GHS Essen

Tabelle 3. Berechnungswege zur Bestimmung der anlagerungsfähigen Plättchen/µl Vollblut

Maximal anlagerungsfähige Thrombozyten

$$= TZ1 \times \frac{(MWa + sa \times 1.11) \times 0.75 - (MWe - se \times 1.11)}{(MWa + sa \times 1.11) \times 0.75}$$

Mindest anlagerungsfähige Thrombozyten

$$= TZ2 \times \frac{(MWa - sa \times 1.11) \times 0.75 - (MWe + se \times 1.11)}{(MWa - sa \times 1.11) \times 0.75}$$

Berechnungsgrundlage ist die Plättchenzahl/µl dividiert durch 1000

MWa	=	Mittelwert der Plättchen in PRP vor Zugabe von Kollagenagarose
MWe	=	Mittelwert der Plättchen in PRP nach Versuchsende
sa	=	Standardabweichung der 9 Meßwerte vor Zugabe der Kollagenagarose
se	=	Standardabweichung der 9 Meßwerte nach Versuchsende
TZ1	=	höchste gemessene Thrombozytenzahl im EDTA-Ansatz
TZ2	=	niedrigste gemessene Thrombozytenzahl im EDTA-Ansatz
0.75	=	Verdünnungsfaktor (der Plättchenzahl) nach Zugabe der Kollagenagarose
1.11	=	$t/\sqrt{9}$
t	=	3,355 = 99% Konfidenzzahl für Ober- und Untergrenze bei 8 Freiheitsgraden

Die Berechnung der 99%-Konfidenzgrenzen für die Zahl der gemessenen Plättchen erfolgt aus dem Mittelwert der 9 Meßwerte, der vermindert oder erhöht wird, um die einfache Standardabweichung, die wiederum mit dem Quotienten aus der 99%-Konfidenzzahl (t) und Wurzel 9 multipliziert wird.

Nach Bestimmung der jeweiligen 99%-Grenzwerte wird der niedrigste Grenzwert aus der Messung am Testende vom höchsten Grenzwert zu Testbeginn, der durch den Verdünnungsfaktor korrigiert ist, abgezogen. Das gleiche wird für den höchsten Grenzwert nach Testende und den niedrigsten Grenzwert zu Testbeginn durchgeführt. Endlich ergeben sich so 2 Zahlen, zwischen denen mit 99%iger Wahrscheinlichkeit die Zahl der an Kollagenagarose angelagerten Plättchen/µl in der Probe liegt.

Wenn mit ASS gehemmte und nichtgehemmte Plättchen im Ansatz sind, so ist davon auszugehen, daß die Zahl der anlagerungsfähigen nichtgehemmten Plättchen direkt von der Ausgangsthrombozytenzahl abhängt.

Da die Einstellung der Untersuchungsproben auf eine konstante Plättchenzahl eine weitere Fehlerquelle für die zu erwartenden Ergebnisse bedeutet, wird eine weitere rechnerische Operation durchgeführt, um vergleichbare Ergebnisse zu erhalten.

Das Ergebnis wird wie folgt auf die jeweilige Plättchenzahl im EDTA-Vollblut bezogen:

Zunächst wird aus einer EDTA-Blutprobe 2mal die Plättchenzahl elektronisch bestimmt. Der eben gewonnene größte Differenzwert wird in Prozent des um den Verdünnungsfaktor verminderten oberen Grenzwertes der Ausgangsthrombozytenzahl ausgedrückt. Dieser Prozentwert wird dann von der höchsten in der EDTA-Probe gemessenen Plättchenzahl gebildet.

Das gleiche geschieht mit dem niedrigsten Differenzwert, dem unteren Grenzwert der Ausgangsthrombozytenzahl und dem niedrigsten Plättchenwert aus EDTA-Vollblut.

Definitiv ergeben sich so zwei Plättchenzahlen, zwischen denen die Zahl der an Kollagenagarose anlagerungsfähigen Plättchen pro µl Vollblut mit 99%iger Wahrscheinlichkeit gelegen ist.

Weitere Hilfsmethoden

Die Messung der Plättchenthromboxansynthesefähigkeit erfolgte über die Bestimmung von Malondialdehyd (MDA) bei 532 nm photometrisch mit 2-Thiobarbitursäure [388].

Die Serotoninbestimmung erfolgte fluorimetrisch nach der Methodik von Weissbach [416].

Voruntersuchungen zur Standardisierung

Untersuchungen zur Optimierung des Testablaufes ergaben, daß bei einer Rotationszeit von 12–60 min die Zahl der Plättchen im Überstand sich nicht verändert. Die Abnahme der Plättchen im Überstand ist direkt abhängig von der Kollagenagarosekonzentration im Ansatz.

Ergebnisse

Bei 6 Versuchsansätzen (Tabelle 4) wurde PRP mit Kollagenagarose, Agarose und Kollagenreagenz Horm und Phosphatpuffer rotiert und anschließend die Zahl der Plättchen im Überstand, der Serotoningehalt der Plättchen und die Malondialdehydsynthese (MDA) der Plättchen in allen Ansätzen untersucht.

Tabelle 4. Zahl der Plättchen im Überstand, Serotoningehalt der Plättchen, Malondialdehydsynthese der Plättchen nach Testdurchführung mit Puffer (0,1 mol/l Trisphosphatpuffer, 0,15 mol/l NaCl, pH 7,6), Agarose (2,6 mg Sepharose 6B in 0,5 ml obigem Puffer), Kollagenagarose (0,5 ml Arbeitssuspension) und Kollagenreagenz (50 µg Kollagenreagenz Horm in 0,5 ml isotonem Glukosepuffer, pH 2,6). Mittelwerte der oberen Grenzwerte für $n = 6$ Versuche

Versuchsansatz mit jeweils 1,5 ml PRP und 0,5 ml von:	n	Plättchen im Überstand $\times 10^3/\mu l$	Serotonin in $ng/10^8$ Plättchen	MDA in $ng/10^9$ Plättchen
Puffer bei 23°C stehenlassen	6	290 ± 45	41 ± 13	0,0 ± 0,0
Puffer bei 37°C rotieren	6	298 ± 50	43 ± 12	0,3 ± 0,1
Agarose bei 37°C rotieren	6	310 ± 42	38 ± 11	0,2 ± 0,4
Kollagenagarose bei 37°C rotieren	6	190 ± 28	41 ± 9	0,4 ± 0,3
Kollagenreagenz bei 37°C rotieren	6	50 ± 10	19 ± 4	4,9 ± 1,1

(Die Serotoninmessungen verdanke ich Herrn Priv.-Doz. Dr. L. Rolf, Neurochemisches Labor der Klinik für Neurologie, der eine eigene Modifikation der Methode nach Weissbach einsetzte)

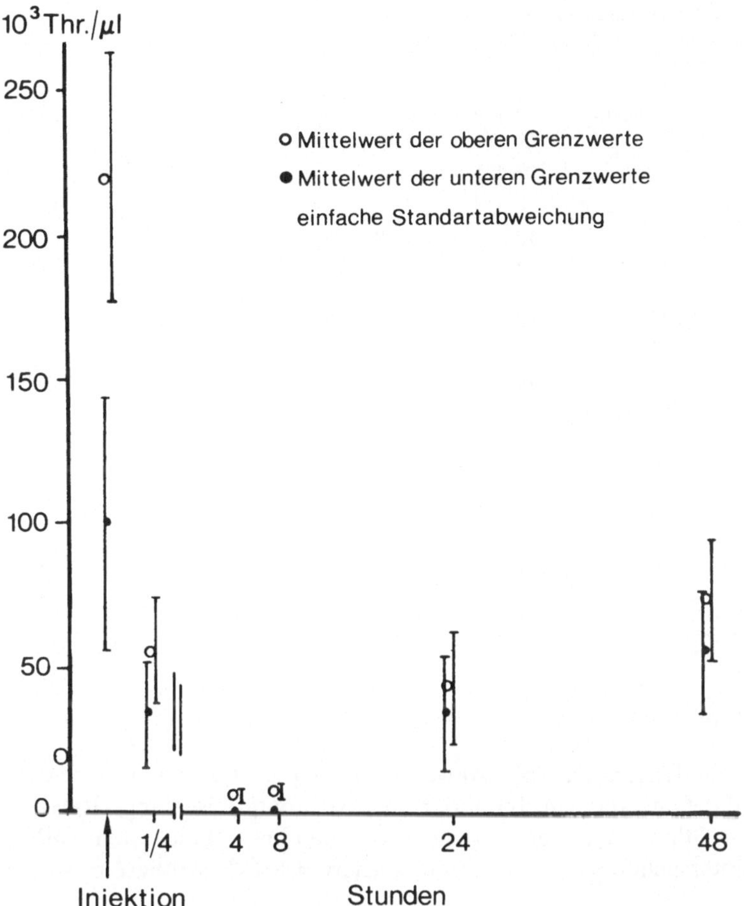

Abb. 5. Abnahme und individueller Wiederanstieg der anlagerungsfähigen Plättchen nach Azetylsalizyllysin i.v. bei gesunden Probanden

Die Plättchenzahl/µl im Überstand nimmt im Kollagenagarose-, aber auch im Kollagenansatz deutlich ab, nicht aber in den beiden anderen Ansätzen. Der Serotoningehalt der Plättchen nimmt aber nur im Kollagenansatz ab. Ebenso wird nur im Kollagenansatz die MDA-Synthese eindeutig stimuliert.

Bei 11 gesunden Probanden (Abb. 5) nimmt die Anlagerungsfähigkeit der Plättchen im Testansatz nach Gabe von 500 mg Azetylsalizyllysin schlagartig ab, um zeitabhängig wieder anzusteigen. Auffällig ist weiterhin, daß die Standardabweichung im 4- und 8-h-Wert sehr gering ist, dann aber wieder deutlich zunimmt. Durchschnittlich finden sich nach 24 h 29 ± 18 × 1000 Thrombozyten/µl Vollblut, die wieder anlagerungsfähig sind.

Bei 67 Gesunden fand sich 12 h nach Gabe von 500 mg ASS p.o. weder ein Hinweis für eine Altersabhängigkeit noch ein Hinweis für eine Geschlechtsabhängigkeit des Testwertes. Da für spätere Untersuchungen im Vergleich zu Gefäßpatienten der obere Grenzwert von Bedeutung ist, wurde dieser in der Tabelle 5 zur Grundlage der Messungen genommen.

Tabelle 5. 12-h-ASS-Wert bei gesunden Probanden. Höchste Anlagerung der Plättchen (oberer Grenzwert) in 1000/μl

Alter (Jahre)	Anzahl	Geschlecht	Mittelwert des oberen Grenzwertes $\times 10^3/\mu l$	Einfache Standardabweichung
<35	14	m	18,8	2,8
<35	12	w	22	5,3
35–50	6	m	20	5,9
35–50	8	w	18,3	3,1
50–65	9	m	19,4	4,5
50–65	6	w	23	6
65–80	6	m	22	4,3
65–80	6	w	25	2,3
	35	m	19,7	4,6
	32	w	21,8	5,5
	67	m+w	21	5

Besprechung der Ergebnisse

Die an Agarose gebundene, unter NaCl-Anwesenheit bei pH 7,6 polymerisierte Kollagenfibrille hat die Fähigkeit zur Induktion der Serotoninfreisetzung (Release-Reaktion) und zur Stimulation der Plättchenprostaglandinsynthese offensichtlich eingebüßt, was Untersuchungen zur kollageninduzierten MDA-Synthese erwarten lassen [170].

Trotzdem lagern sich die Plättchen noch an die Kollagenfibrillen an. Dieses läßt sich mit Untersuchungen von Meyer [273], der bei Kollagenstrukturen über 2 μ keine Thrombozytenaggregation, sondern nur eine Plättchenanlagerung beobachtete, vereinbaren, was mit den Ergebnissen von Zabinski [442] übereinstimmt. Auch mit den Ergebnissen, daß eine Plättchenanlagerung an Kollagen ohne Aktivierung des Plättchenenergiestoffwechsels möglich ist [80], stehen diese Befunde im Einklang.

Die Abnahme der anlagerungsfähigen Plättchen nach ASS-Gabe stimmt mit anderen Testsystemen überein [69]. Der Nachweis funktionsfähiger Plättchen für gesunde Probanden bereits 24 h nach ASS-Gabe ist gut mit der kurzen Halbwertszeit von ASS [412] in Einklang zu bringen. Eine weitere Voraussetzung wäre allerdings, daß der Megakaryozyt als kernhaltige Zelle nicht dauerhaft von ASS gehemmt wird. Gegen eine vermutete längerfristige Hemmung des Megakaryozyten [68, 69] sprechen nicht nur die Ergebnisse von Ali [9], sondern auch die Möglichkeit, die Plättchenüberlebenszeit nach ASS-Gabe über die MDA-Synthese zu bestimmen [353, 354], wobei sich zeigt, daß die so gemessenen Überlebenszeiten im Vergleich zur ^{51}Cr-Methode sogar zu kurz sind [149].

Abgesehen von einer vorhandenen oder nichtvorhandenen Hemmung der Zyklooxygenase wäre denkbar, daß für die Reaktion von Plättchen und polymerisiertem

Kollagen nur eine Interaktionsfähigkeit der Plättchenmembranproteine ausschlaggebend ist. Neu freigesetzte Plättchen, d.h. Plättchen, die nach der Desazetylisierung von ASS zu Salizylat freigesetzt werden, könnten dann trotz gehemmter Zyklooxygenase wieder reaktionsfähig sein, weil sie vom Megakaryozyten eine nicht durch ASS modifizierte Membran erhalten.

Dieses ist gut mit der Polyploidisierung des Megakaryozyten, der Plättchenmembranmaterial in seinem Zytoplasma anreichert und kontinuierlich synthetisiert [34], vereinbar. Unterstützt wird eine solche Interpretation der Testergebnisse von der Beobachtung, daß es im obigen Testansatz (Tabelle 4) unter Kollagenagarose im Gegensatz zu Kollagen nicht zu einer Stimulation des Plättchenprostaglandinstoffwechsels kommt.

Postuliert man weiterhin, daß ASS in einer Dosis von 500 mg p.o. eine Substanz ist, die den Thrombozyten für dessen gesamte Überlebenszeit im In-vitro-Testsystem hemmt, so liegt wiederum der Schluß nahe, daß neu funktionsfähige Plättchen auch neu gebildete Plättchen sind. Für diese Interpretation spricht, daß die Zahl der neu auftretenden funktionsfähigen Plättchen bei gesunden Probanden pro 24 h nicht wesentlich von der von Harker [185] bestimmten Zahl ($34 \pm 4 \cdot 1000/\mu l$ Vollblut/24 h) abweicht. Für einen möglichen klinischen Einsatz dieser Plättchenfunktionstestanordnung dürfte noch von Interesse sein, daß offensichtlich weder eine Geschlechtsabhängigkeit noch eine spezifische Altersabhängigkeit zu beobachten ist (Tabelle 5).

2.2.2 Die Plättchenaggregation

"Aggregation is the attachment of platelets to each other or so that they move as a kinetic unit for a finite period of time [361]."

Aggregation in vitro kann als sog. Spontanaggregation [57] oder durch Aggregationsauslöser [294, 351] erfolgen. Als Auslöser kommen unterschiedliche Substanzen (s.u.) in Betracht. Meist wird photometrisch die Zunahme der Lichttransmission, bedingt durch Abnahme der Plättchen im Überstand, nach „Aggregationsauslösung" gemessen.

2.2.2.1 Aggregationsauslöser

Einige Grundlagen, die für die Plättchenaggregation in vitro wesentlich sind, sollen kurz Erwähnung finden.

ADP

ADP, sicher der am besten und auch am frühesten untersuchte Aggregationsauslöser [50], löst eine zweiphasige Aggregation in Zitratblut aus, d.h. dann, wenn Ca-Ionen vermindert werden. In Hiriduinblut ist hingegen nach ADP nur die 1. Phase der Aggregation meßbar, und die Plättchen desaggregieren innerhalb von Minuten. Auch in einer Dosierung von 1–2 µmol/l ergibt sich keine „release reaction" [282].

Eine von ADP ausgelöste Aggregation führt zu erheblichen Veränderungen des Zytoskeletons, die ebenso wie eine „release reaction“ Energieabhängigkeit zeigen. An der Plättchenmembran wird Glykoprotein IIa/IIIb als Fibrinogenrezeptor freigelegt. Für einen weiteren Aggregationsablauf ist dann Fibrinogen erforderlich.

Kollagen

Die durch Kollagen induzierte Aggregation hängt möglicherweise nicht mit den einzelnen Kollagenen, sondern eher mit dem Grad der Polymerisation des Kollagens zusammen [273, 351]. Ein eindeutig spezifischer Rezeptor wie z.B. für ADP ist wahrscheinlich am Plättchen nicht vorhanden [351]. Kollagen löst immer bei der Aggregation eine Freisetzungsreaktion aus, die aber selten mehr als 80% der Amine überschreitet [415]. Diskutiert wird, daß in der Anfangsphase nur wenige Plättchen stimuliert werden und die definitive Aggregation erst durch die ADP- und TX A_2-Freisetzung erfolgt.

Thromboxan

Thromboxan A_2 (TX A_2) gilt als ein potenter Aggregationsauslöser [375] unter vielen. Seine Halbwertzeit von 30 s im Plasma [276] erschwert den Nachweis erheblich, so daß auch in vitro die meisten Untersuchungen sich auf das Abbauprodukt Thromboxan B_2 oder die Vorstufe Arachidonsäure (Abb. 2) beziehen [87]. ADP verstärkt auch bei diesem Auslöser die Aggregation, jedoch beginnt die Aggregation bereits vor der ADP-Freisetzung. Erhöhungen des cAMP jedoch vermindern die von TX A_2 ausgelöste Aggregation [251].

Thrombin

Thrombin – einer der stärksten Aggregationsauslöser [298] – wirkt über die Glykoproteine der Plättchenmembran, wobei nicht sicher ist, ob nur ein einziger eigenständiger Rezeptor besteht [396]. Zumindest lassen sich „Low“- und „High“-affinity-Rezeptoren als relevant für den Stimulationsprozeß unterscheiden [151, 390].

Adrenalin

Menschliche Plättchen haben ca. 100–400 α_2-Rezeptoren, Epinephrin wirkt über diese Rezeptoren als schwacher Aggregationsauslöser sowie auch als Inhibitor des cAMP [315]. Eine Epinephrin-induzierte Aggregation führt zur Ca-Aufnahme [306]. Interessanterweise kann Epinephrin in Hiriduinplasma nur die erste Phase der Aggregation auslösen [161].

Serotonin

Serotonin selbst ist ein schwacher Aggregationsauslöser [28], der die Wirkung von anderen aber deutlich potenziert [112].

Unphysiologische Auslöser

Die Zahl der unphysiologischen Auslöser [391], wie z. B. Glaswolle, ist naturgemäß für Testsysteme von untergeordneter Bedeutung.

Der „plättchenaggregierende Plasmafaktor" (PAF)

Im Grunde wird seit Beginn der Plättchenaggregationsmessung [238] der plättchenaggregationsauslösende Plasmafaktor postuliert [33]. Mit der Ätherextraktion läßt sich zumindest reproduzierbar bei verschiedenen Spezies ein Plasmafaktor extrahieren, der auch in der Lage ist, wenn er ausreichend hoch dosiert wird, die Plättchenhemmung durch Azetylsalizylsäure zu durchbrechen. Dennoch sind diese Möglichkeiten bis heute nicht vollständig aufgeklärt – aber möglicherweise handelt es sich hier um klinisch wichtige Auslöser der Plättchenaggregation [82].

2.2.2.2 Die Meßbedingungen für Aggregationstestsysteme

Die Plasmabedingungen

Das Plasma ist bei der Aggregationsmessung typischerweise artifiziell durch Zitrat teilentkalzifiziert. Hierdurch wird die Wirkung von Aggregationsauslösern (ADP) verfälscht [231]. Zusätzlich kommt es durch engen Zellkontakt zu einer Aggregation [180]. Der Plasma-pH-Gradient steigt [59] als Zeichen der Erschöpfung der Plasmapufferkapazität an, was wiederum das Auftreten der Glykolyse in den Plättchen fördern müßte [358]. Auch Temperaturschwankungen beeinflussen die Ergebnisse erheblich [60]. Dieses alles vermag aber nicht zu erklären, warum bis heute Aggregationsteste nicht ausreichend standardisierbar sind [16]. Erhebliche Veränderungen des Thrombozyten sind somit unter In-vitro-Bedingungen zu vermuten.

Experimentelle Ergebnisse zur Veränderung der Thrombozyten während der Aufarbeitung des Plasmas zur Aggregationsmessung

Um das Ausmaß der Manipulation am Thrombozyten zu erfassen, scheint es sinnvoll, die Plättchenfreisetzung während einzelner Präparationsschritte des Blutes zur Thrombozytenaggregation zu beobachten. Als „Repräsentant" der α-Granula eignet sich das β-Thromboglobulin, als Inhaltsstoff der „dense bodies" läßt sich Serotonin bestimmen. Sollte es während der Plättchenaufarbeitung zu einer Freisetzung dieser Substanzen kommen, würde dies bedeuten, daß auch von seiten des Plättchens selbst die Aggregationsbedingungen fortlaufend dynamisch verändert würden, was nach den Untersuchungen von Stavenow et al. [384] nicht unwahrscheinlich sein dürfte, zum Beispiel soll freigesetzter Plättchenfaktor 4 nicht nur an der Endothelzelle adsorbiert werden, sondern auch die Plättchenmembran modifizieren [79].

Bei 16 gesunden Probanden (9 männlich und 7 weiblich), im Alter von 36 ± 14 Jahren wurde morgens nüchtern Blut mit der Zweispritzentechnik entnommen. Ver-

Tabelle 6. Bearbeitung der Blutproben vor der jeweiligen Messung von β-Thromboglobulin und Serotonin

Probe	Stehenlassen		Zentrifugieren			Zentrifugieren			Rotieren		
	min	Temp.	min	Temp.	g	min	Temp.	g	min	Temp.	U/min
1	–	–	–	–	–	–	–	–	–	–	–
2	15	4°C	–	–	–	–	–	–	–	–	–
3	15	25°C	–	–	–	–	–	–	–	–	–
4	–	–	15	4°C	600	–	–	–	–	–	–
5	–	–	15	25°C	600	–	–	–	–	–	–
6	–	–	15	25°C	600	–	–	–	15	37°C	–
7	–	–	15	25°C	600	–	–	–	15	37°C	20
8	–	–	15	25°C	600	–	–	–	15[a]	37°C	20
9	–	–	15	25°C	600	15	25°C	1000	×15	37°C	–

[a] Zugabe von 50 μg Kollagen vor der Rotation

× Resuspension in Krebs-Ringer-Lösung nach Abheben des Plasmas

Tabelle 7. Signifikanzen des β-Thromboglobulinspiegels bei gesunden Probanden in Abhängigkeit von der Plasmaaufarbeitung (s. auch Tabelle 6)

	1	2	3	4	5	6	7	8
2	ns	/						
3	*	ns	/					
4	***	***	**	/				
5	***	***	***	ns	/			
6	***	***	***	***	***	/		
7	***	***	***	***	***	ns	/	
8	***	***	***	***	***	***	***	/
9	***	***	***	***	***	***	***	*

Ergebnisse der Untersuchung auf Signifikanz zwischen den einzelnen Manipulationsschritten: ns = nicht signifikant; * = $p<0,05$; ** = $p<0,01$; *** = $p<0,001$

wendung fand ein R-21-Butterfly; 3,5 ml Blut wurden zur Bestimmung des β-Thromboglobulins, 5 ml Blut wurden zur Bestimmung des Serotonins entnommen. Weitere 20 ml Blut wurden in jeweils 8 Proben aufgeteilt. Die einzelnen Proben wurden unterschiedlich vorbehandelt (Tabelle 6). Die Bestimmung des β-Thromboglobulins erfolgte mit dem Radioimmunkit (Amersham). Serotonin wurde fluorimetrisch bestimmt [416]. Statistisch wurde der Wilcoxon-Test für gepaarte Werte eingesetzt.

Mit zunehmender Zahl der in vitro auftretenden Manipulationen nahmen die β-Thromboglobulinwerte signifikant zu (Abb. 25, Tabelle 7). Bei den Serotoninwerten zeigten sich leichte Schwankungen, in Krebs-Ringer-Lösung jedoch eine eindeutige Abnahme (Abb. 26, Tabelle 8). Bemerkenswert ist der Wiederanstieg des Serotonins nach 15minütigem Stehenlassen bei 25°C.

Tabelle 8. Signifikanzen des Serotonins bei gesunden Probanden in Abhängigkeit von der Plasmaaufarbeitung (s. auch Tabelle 6)

	1	2	3	4	5	6	7	8
2	ns	/						
3	*	ns	/					
4	ns	ns	*	/				
5	ns	ns	ns	ns	/			
6	ns	ns	ns	ns	ns	/		
7	ns	ns	*	ns	ns	ns	/	
8	***	***	***	***	***	***	***	/
9	***	***	***	***	***	***	***	*

Ergebnisse der Untersuchung auf Signifikanz zwischen den einzelnen Manipulationsschritten: ns = nicht signifikant; * = $p<0,05$; *** = $p<0,001$

Besprechung der Ergebnisse

Die hier nur an gesunden Probanden erhaltenen Ergebnisse unterstreichen, daß auch aus den „dense bodies“ zwar mit der Plättchenpräparation Serotonin verlorengeht, das aber durchaus bei 25°C wieder akkumuliert wird. Dies entspricht den Serotonin-Aufnahme-Test-Untersuchungen [105, 320]. Lediglich die Resuspension der Plättchen in Krebs-Ringer-Lösung führt zu einer markanten Irritation der „dense bodies“. – Immerhin finden sich in den „dense bodies“ auch ADP/ATP und weitere die Aggregation beeinflussende Stoffe (Tabelle 2) – wenngleich Serotonin selbst zwar ein potenter Aggregationsverstärker [28], aber nur ein schwacher Aggregationsauslöser ist [112].

Von Bedeutung dürfte auch die Veränderung des β-Thromboglobulinspiegels als Maß für die Irritation des α-Granula sein. Hier kann man fast von einer kontinuierlichen Zunahme der Freisetzung bis hin zum zur Aggregationsmessung vorbereiteten PRP sprechen. – Selbst Stehenlassen der nichtgekühlten Blutprobe führt zur Freisetzung – wenngleich es irrelevant zu sein scheint, ob mit 4 oder 25°C zentrifugiert wird. – Diese Ergebnisse korrelieren gut mit dem Wissen um die Problematik einer Standardisierung der β-Thromboglobulinmessung [227]. – Allerdings deutet sich hier auch eine Erklärung für die Nicht-Standardisierbarkeit von Aggregationstesten [16] an, denn nicht nur β-Thromboglobulin, sondern auch andere in die Plättchenaggregation eingreifende Substanzen finden sich in allen α-Granula (Tabelle 2).

Es erscheint daher durchaus denkbar, daß verschiedene Aggregationstestansätze nur unterschiedliche in vitro entstandene Plättchenerregungsäquivalente beschreiben [357]. Eine solche Interpretation wäre aber im Einklang mit den Ergebnissen von Wiedemann zum Formwandel der Thrombozyten nach der Blutentnahme [432].

2.2.3 Die Messung von Plättcheninhaltsstoffen

Serotoninmessungen haben im klinischen Einsatz zahlreiche Differenzen aufgezeigt, die letztlich auf methodische Schwierigkeiten in der Routinediagnostik zurückzuführen sind [49, 254, 274].

Klinisch relevanter ist die Messung der Inhalte der α-Granula, deren Inhaltstoffe über die sog. Low-affinity-factor-4-Gruppe oder β-Thromboglobulingruppe über einen Antigen-Antikörper-Prozeß im Radioimmunoassay faßbar sind. Basische Plättchenproteine, β-Thromboglobulin und „low-affinity-factor-4" sind im Antikörper nicht unterschiedlich [227] und werden daher verallgemeinernd [225] als β-Thromboglobulin bezeichnet. Plättchenfaktor 4, der in der gleichen Menge wie β-Thromboglobulin im Plättchen vorkommt, wird im Gegensatz zu β-Thromboglobulin nicht unverändert über die Niere ausgeschieden, sondern über die Endothelzellen gebunden [70]. Gleichzeitig hohe Plättchenfaktor-4-Werte und β-Thromboglobulinwerte in den gleichen Größenordnungen sind daher ein Hinweis auf eine artifizielle Erhöhung der Meßwerte, z.B. durch eine ungünstige Blutentnahmetechnik [226].

2.2.3.1 Standardisierung von Plättchenfaktor 4

10 gesunden Probanden, 6 männlich, 4 weiblich, wurde morgens nüchtern Blut entnommen.

Plättchenfaktor 4 wurde parallel zu β-Thromboglobulin mit einem photometrischen Verfahren (Sandwich-Technik nach Bauch et al.)[2] bestimmt [27].

Für $n = 10$ Probanden ergab sich ein laborspezifischer Mittelwert von 11,04 ± 5,15 ng/ml.

2.2.3.2. Standardisierung von β-Thromboglobulin

Abweichende Normwerte in unterschiedlichen Laboratorien [48, 146, 254, 347, 444] machen eine individuelle Standardisierung des kommerziell verfügbaren Kits notwendig (Tabelle 9).

Tabelle 9. β-Thromboglobulin-Normwerte (ng/ml)

Lit.-Zit.	Jahr	Alter der Probanden	Anzahl der Probanden	Mittelwert + s1 ng/ml
[84]	1979	17 – 76	47	24,4 ± 15,6
[365]	1981	20 – 45	20	24 ± 3
		80 ± 8	35	45 ± 7
[141]	1982	29 ± 6	40	28,2 ± 9,8
		58 ± 7	15	28,6 ± 10,9
[215]	1983	20 – 49	17	58,3 ± 10,0
[103]	1984	30 – 50	20	27,1 ± 9,6
[13]	1985	24 ± 3	17	30 ± 10
[122]	1985	?	112	39,9 ± 13,7
[146]	1985	?	36	40,6 ± 28,8
[239]	1985	?	81	20 – 70
[345]	1985	46 ± 2	30	21,9 ± 1,8
[444]	1985	64 ± 2	35	10 – 70

[2] Alle Plättchenfaktor-4-Bestimmungen wurden dankenswerterweise von Herrn Dr. H.J. Bauch, Arteriosklerose-Institut der WWU Münster, durchgeführt

30 gesunden Probanden im Alter von 38 ± 15 Jahren, 20 männlich und 10 weiblich, wurde morgens nüchtern mit einer R-21-Butterfly Blut entnommen.

Unter Verwendung des Amersham-Kit-Ansatzes wurden die Analysen durchgeführt.

Es ergab sich für die Probanden ein Mittelwert von 45 ± 15 ng/ml. Unterschiede zwischen Männern und Frauen waren nicht zu beobachten.

Besprechung der Ergebnisse

Die hier für die in unserem Labor standardisierte Blutentnahmetechnik gefundenen Plättchenfaktor-4-Werte differieren deutlich mit den von Bauch et al. [27] ursprünglich gefundenen Werten. Offensichtlich zeigt sich hier ein ähnliches Problem wie bei den β-Thromboglobulinwerten, die von den meisten Autoren niedriger, von einigen aber auch in der hier gemessenen Größenordnung angegeben werden (Tabelle 9).

Sicherlich stellt das Verfahren der Nutzung der Plättcheninhaltsstoffe zur Funktionsdiagnostik nur dann ein verwertbares Instrumentarium dar, wenn eine laborspezifische Standardisierung, d.h. konstante Abnahmebedingungen vorliegen [444]. Ob den Plättchenfaktor-4-Werten eine eigenständige Bedeutung zukommt oder ob sie wegen der Anlagerung von Plättchenfaktor 4 an Endothel [70] nur im Sinne des „Kaplan-Indexes“ [226] Verwertung finden können, bleibt offen.

2.2.4 Die Plättchenüberlebenszeit

Die Plättchenüberlebenszeit dürfte sicher der realistischste Ansatz sein, um einen pathologischen Plättchenumsatz nachzuweisen. Neben der ^{51}Cr-Methode [401] besteht heute die Möglichkeit, nach Markierung mit ^{111}In [219, 220] die Überlebenszeit der Plättchen zu definieren. Unabhängig von sog. Markierungsverfahren, die eine Belastung des Patienten darstellen, besteht die Möglichkeit, über das Wiederauftreten von Plättchen mit funktionsfähiger Zyklooxygenase die Plättchenüberlebenszeit zu bestimmen. Die Messung der Malondialdehydsynthese (MDA) der Plättchen ermöglicht es, über diesen Abbauweg der Plättchenprostaglandinsynthese die Plättchenüberlebenszeit zu bestimmen [270, 272, 385, 387, 388]. Prinzipiell wird das Wiederauftreten von MDA nach Hemmung der Zyklooxygenase durch Aspirin bestimmt [388, 389], was mit der TX A_2-Synthese [35] der Plättchen korrelieren soll. Routinefähig wurde diese sehr zeitaufwendige Methodik durch Voruntersuchungen, die zeigten, daß eine Plättchenstimulation mit Kollagen in vitro schneller, aber gleich effektiv ist wie eine Thrombinstimulation [170], allerdings immer noch langsamer als eine Arachidonsäurestimulation abläuft [113]. Weiterhin zeigte sich, daß diese Untersuchungen im Gegensatz zu anderen Vorergebnissen [296, 297] durchaus auch in Vollblut durchführbar ist.

2.2.4.1 Experimentelle Ergebnisse zur Bestimmung der Plättchenüberlebenszeit über den Prostaglandinstoffwechsel

Ziel der folgenden Testentwicklung ist es, neben einer Verringerung des Arbeitsaufwandes im Labor auch die Patienten nur noch mit maximal 3 Blutentnahmen zu belasten, da häufigere Blutentnahmen – so wünschenswert sie theoretisch auch sein mögen – schnell in der klinischen Routine an Complianceproblemen scheitern.

Untersucht wurde an 15 gesunden Probanden im Alter von 29 ± 12 Jahren, 9 männlich und 6 weiblich, die zum Zeitpunkt der Untersuchung mindestens 14 Tage frei von plättchenfunktionshemmenden Medikamenten waren.

Es wurde 3mal 5 ml Zitratblut mittels R-21-Butterfly aus der Kubitalvene entnommen. Die Blutentnahme erfolgte jeweils morgens bei nüchternen Probanden. Nach der ersten Blutentnahme wurden 500 mg Azetylsalizylsäure p.o. verabreicht. 84 und 132 h nach Medikation erfolgte jeweils eine weitere Blutentnahme. Es wurden bei der ersten Messung zwei Ansätze mit 750, mit 500 und 375 µl Vollblut angesetzt. Alle Ansätze wurden mit 0,1 mol/l Tris-HCL-Puffer auf 750 µl aufgefüllt. Nach Entnahme von jeweils 20 µl zur Bestimmung der Plättchenzahl mittels eines elektronischen Partikelzählers wurde in die Hälfte der Probe 93,7 µg Kollagenreagenz Horm in 125 µl Puffer zugegeben. Die andere Hälfte der Proben wurde unbeeinflußt bei Raumtemperatur stehengelassen. Nachdem die Kollagenansätze 15 min bei 37°C rotiert worden waren (s. o.), wurden mit jeweils 875 µl 20% Trichloressigsäure in 0,2 n HCL alle Proben enteiweißt. Zu den Leeransätzen wurde jeweils 125 µl Puffer zugegeben. Anschließend wurde nach Zentrifugation mit 3000 g (20 min) und Versetzen des Überstandes mit Thiobarbitursäure [170], nach 30 min Reaktionszeit bei 70°C und 10 min Abkühlen aus allen Proben die Extinktion bei 532 nm bestimmt. Von der jeweiligen Kollagenprobe wurde der Leerwert der Parallelprobe abgezogen.

So ergeben sich zu Anfang 3 Thrombozytenzahlen mit drei zugehörigen Extinktionswerten für jede Patientenprobe.

Bei der zweiten und dritten Messung wurde jeweils nur noch ein Leeransatz und ein Kollagenansatz durchgeführt, ansonsten aber identisch verfahren.

Berechnungsmodelle

Theoretisch ergibt sich nunmehr eine für jeden Patienten individuelle Beziehung zwischen Plättchenzahl und MDA-Bildung oder besser Extinktionsdifferenz nach Stimulation der Plättchen. Aus diesen Werten läßt sich entweder zeichnerisch eine Kurve ermitteln oder rechnerisch eine Korrelation berechnen. Mittels der bekannten Extinktionswerte nach 84 und 132 h läßt sich entweder rechnerisch oder visuell auf der gewonnenen Kurve die Plättchenzahl ermitteln, die der Extinktion entspricht. Diese Plättchenzahl muß dann noch prozentual auf die ermittelte aktuelle Plättchenzahl im Testansatz bezogen werden.

Für den Zeitpunkt 0 (ASS-Gabe) kann eine Extinktion von 0 angenommen werden. Aus den Zeiten nach der Blutentnahme und den zugehörigen prozentualen Plättchenzahlen läßt sich wiederum rechnerisch über einen Regressionskoeffizienten oder zeichnerisch der Zeitpunkt finden, an dem 100% der Plättchen wieder vorhanden sein müssen. Dieses entspricht der Plättchenneubildungszeit, die in dieser Methode der Plättchenüberlebenszeit gleichgesetzt werden kann (Tabelle 10).

Für 15 gesunde Probanden ergibt sich zeichnerisch ein Mittelwert von 11,6 ± 2,4 Tage. Rechnerisch fand sich ein Mittelwert von 12,2 ± 2,2 Tagen.

Tabelle 10. Schema zur Berechnung der Plättchenüberlebenszeit (*Ext.* Extinktion, *PL* Plättchenzahl)

Vor Gabe von 500 mg ASS p.o.:

Verdünnung 1: = Plättchenzahl 1 entsprechend: Ext. 1
Verdünnung 2: = Plättchenzahl 2 entsprechend: Ext. 2
Verdünnung 3: = Plättchenzahl 3 entsprechend: Ext. 3

Aus diesen Werten läßt sich eine Trendanalyse bzw. Regressionsgerade errechnen (Trend A)

2 h nach ASS:

Ext. I = 0, d.h. 0 MDA-bildende Plättchen = PL (I) = 0% (I)

84 h nach ASS:

Ext. II ergibt unter Zuhilfenahme von „Trend A" die zum Zeitpunkt MDA-bildende Plättchenzahl = PL (II)

Bezogen auf die aktuelle Gesamtplättchenzahl ergibt sich ein Prozentwert für die MDA-bildende Plättchenzahl = % (II)

132 h nach ASS:

Ext. III ergibt unter Zuhilfenahme von „Trend A" die zum Zeitpunkt MDA-bildende Plättchenzahl = PL (III)

Bezogen auf die aktuelle Gesamtplättchenzahl ergibt sich ein Prozentwert für die MDA-bildende Plättchenzahl = % (III)

aus 2 h und %-Wert (I)
84 h und %-Wert (II)
132 h und %-Wert (III) läßt sich wiederum eine Trendanalyse durchführen (Trend B)

Unter Zuhilfenahme von Trend B läßt sich in Stunden der Zeitpunkt errechnen, wann 100% aller Plättchen wieder MDA bilden können, dividiert durch 24 ergibt sich die Neubildungszeit der Plättchen in Tagen und damit, da die Plättchenzahl i. allg. individuell relativ konstant ist, die Plättchenüberlebenszeit

Besprechung der Ergebnisse

Die hier erhaltenen Ergebnisse für gesunde Probanden entsprechen den von anderen Autoren mit anderen Methoden gewonnenen Werten [189]. Die etwas längere Überlebenszeit im Vergleich zur ^{51}Cr-Methode [149] spricht nicht gegen diese Methodik, die sich direkt an neugebildeten Plättchen orientiert, sondern gegen die Markierungsmethoden, für die letztlich nicht bewiesen ist, daß nur durch die Markierung ex vivo das Plättchen nicht so gestreßt wird, daß aus diesem Grunde bereits die Überlebenszeit desselben verkürzt wird.

Problematisch ist, daß auch diese Methode wie auch die ursprünglich von Stuart [389] angewendete Methode an die Gabe von ASS gebunden ist. – Wesentlicher Vorteil dürfte hier die einfache technische Handhabung und die relativ große Zeitersparnis bei einer Minimierung der Belastung für den Patienten sein. Nachteil ist, daß offensichtlich nicht von einer „allgemeinen" Beziehung zwischen MDA und Plättchen ausgegangen werden kann, sondern immer einer individuellen Beziehung zwischen diesen Parametern Rechnung getragen werden muß. Weiterhin könnte problematisch sein, daß die wenigen Meßpunkte eine klinisch nicht mehr zu akzeptierende Unsicherheit für die Meßergebnisse bewirken.

Die Ergebnisse werden natürlich, wie bei jeder Methode, auch durch den gefundenen mathematischen Berechnungsweg in ihrer Aussage erheblich mitbeeinflußt [410]. Nur der weitere klinische Einsatz wird zeigen können, ob die entwickelte Methode dennoch sinnvolle Ergebnisse liefern kann.

2.2.5 Experimentelle Ergebnisse zur Bestimmung der Plättchen-Reaktionsbereitschaft und die methodische Standardisierung

„Plättchenreaktivität" scheint zunächst eine Abwertung zu sein, vermeint man doch in vitro genau zu wissen, was eine Aggregation, Agglutination oder Adhäsion ist. Wenn man aber bedenkt, daß die Plättchenaktivierungszeit maximal 100 ms beträgt [51], dann ist es denkbar, daß – wenn man nur den Blutabnahmeartefakt standardisiert erfassen könnte – durchaus ein verwertbarer Parameter entstehen könnte, der den Begriffen Adhäsion und Aggregation zumindest in der klinischen Validität kaum nachstehen könnte, zumal Plättchenfunktionen im klinischen Bild eher globaler als spezifisch auf bestimmte Plättcheneinzelfunktionen in vitro zu beziehen sein dürften, da der Effekt der Plättchenfunktionsantwort durch mehrere unabhängige, möglicherweise sich addierende Einzelstimulationswege [208] hervorgerufen werden kann.

Im Prinzip existiert ein solches Verfahren bereits. Wu u. Hoak glaubten 1974 [439], „zirkulierende Plättchenaggregate" messen zu können, indem sie einmal Blut in Formalin sofort fixierten und ein zweites Mal Blutplättchen in EDTA durch die Entfernung des Kalziums desaggregierten. Dies haben andere Autoren [234, 338] bezweifelt und gute Hinweise dazu beigetragen, daß es sich hier um einen In-vitro-Artefakt [339] handelt.

2.2.5.1 Einführung in die besondere Problematik

Die Problematik der Wu/Hoak-Methodik besteht einerseits in der notwendigen methodischen Standardisierung und andererseits in der ausreichenden Validisierung der Methode an gesunden Probanden, die bisher in unterschiedlichen Laboratorien ganz verschieden ausfällt (Tabelle 11).

2.2.5.2 Material und Methoden

Die Modifikation der Methodik

Die ursprüngliche Methode wurde, um die Blutentnahmezeit ausreichend kurz zu halten, auf eine Blutprobenmenge von je 300 µl/Probe begrenzt. Hieraus ergibt sich, daß der bereits früher [234] als relevant erkannte Abnahmeartefakt noch stärker in das Gewicht fällt. Um diesen Fehler zu relativieren, wurde gleichzeitig die Zahl der Erythrozyten in beiden Proben berechnet und umgekehrt proportional in den zu berechnenden Index eingeführt. Mit der geringeren Blutmenge konnte der EDTA- bzw. EDTA-Formalin-Puffer auf 1000 µl reduziert werden. Weiterhin wurde das Blut

Tabelle 11. Normwerte für die Plättchenreaktivität verschiedener Autoren. Die Werte wurden ursprünglich genau umgekehrt gemessen, so daß sich der Indexwert mit zunehmenden Aggregaten verkleinerte. Diese Werte wurden aus Gründen der Vergleichbarkeit in dieser Tabelle umgerechnet (*s1* einfache Standardabweichung)

Autor	Jahr	Fallzahl	Mittelwert	± s1	Zitat
Wu u. Hoak	1974	30	1,11	0,02	[439]
Wu u. Hoak	1975	30	1,11	0,02	[440]
Deshmuk	1976	20	1,06	0,02	[117]
Deshmuk	1977	22	1,06	0,02	[118]
Prazich	1977	23	1,16	0,01	[322]
Roher	1978	16	1,21	0,05	[338]
Johnston	1979	16	1,168	0,03	[218]
Hannington	1981	14	1,09	0,04	[182]
Nenci	1982	209	1,20	0,11	[285]
Olsson	1982	45	1,31	–	[301]
Grotemeyer	1983	35	1,04	0,12	[171]
Grotemeyer	1985	30	1,04	0,16	[173]
Mit Erythrozytenkorrektur:			0,99	0,09	

direkt aus der Vene über eine R-21-Butterfly in eine mit jeweils 1000 µl [11,7 mmol Na-EDTA (und 1% Formalin) in 1/15 mmol/l Na-K-Hydrogenphosphat, pH 7,4] vorgelegte 2-ml-Spritze eingebracht.

Im Labor wurde die Probe in allen Fällen in ein Eppendorf-Hütchen umgefüllt, und nach Abnahme von 20 µl aus jeder Probe zur Bestimmung der Erythrozytenzahl wurden die Proben mit 52 g 20 min zentrifugiert. Aus dem Überstand wurde die Thrombozytenzahl jeweils durch 2 Meßdurchläufe bestimmt.

Die Berechnung

Der Index ergibt sich dann aus der höchsten Thrombozytenzahl in EDTA-Formalin und der niedrigsten in EDTA (Ziel eines solchen Vorgehens ist es, einen evtl. Meßfehler nicht zu einem falsch pathologischen, sondern zu einem wenn schon, dann falsch normalen Indexwert werden zu lassen:

$$I = \frac{\text{Erythrozyten in EDTA-Formalin} \times \text{Thrombozyten in EDTA}}{\text{Erythrozyten in EDTA} \times \text{Thrombozyten in EDTA-Formalin}}$$

Untersuchungen zur Standardisierung

Die hier beschriebene Methodik wurde in unterschiedlichen Modifikationen von zahlreichen Laboratorien standardisiert und klinisch eingesetzt, wobei durchaus erhebliche Varianzen – insbesondere im Hinblick auf die Standardabweichung – bestehen (Tabelle 11). Eine erneute klinische Standardisierung dieser prinzipiell alten, aber in der Durchführung völlig neuen Methodik wurde damit zwangsläufig notwendig.

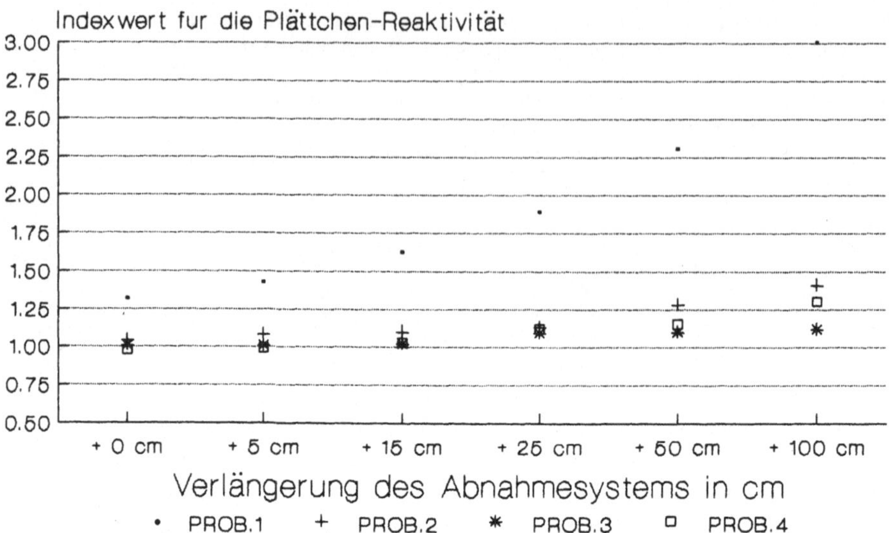

Abb. 6. Veränderung des Indexwertes für die Plättchenreaktivität mit der Änderung des extrakorporalen Blutentnahmeweges

Die Blutentnahmetechnik

Für die Reproduzierbarkeit des gemessenen Artefaktes dürfte die Gleichmäßigkeit der Blutentnahme im Hinblick auf Abnahmesystem und damit auch die Wahl der Venengröße und Stauzeit vor Punktion von besonderer Bedeutung sein. Auf ein Verwerfen der ersten 1000 µl Blut wurde in keinem Fall verzichtet (Zweispritzentechnik). Die Blutentnahme erfolgt bei nüchternen Probanden.

Punktionssystem. Grundsätzlich wurde ein R-21-Butterfly und jeweils 1000 µl Puffer verwendet. Vergleichend wurde eine Abnahme mit Kathetern (Embolektomiekatheter 2F Fogarty) von definierter Größe durchgeführt, wobei die Katheterlänge variiert wurde. Abb. 6 zeigt, daß das Ergebnis mit der Länge des Katheters sich nach oben hin verschiebt, was im Prinzip mit den Ergebnissen von Taulow [393] übereinstimmt.

Blutentnahmezeit. Die Blutentnahmezeit ist die Zeit, die notwendigerweise auch noch zur Entnahme von 300 µl Blut unumgänglich ist. Roher [338] fand bereits hier direkte Zusammenhänge mit dem Testergebnis. Es wurde daher bewußt mit dem Standardsystem bei gesunden Probanden die Formalin-EDTA-Spritze in 5 s, 10 s, 20 s, 30 s und 60 s abgenommen. Auch hier zeigt sich, daß nach einer Füllzeit zwischen 10 und 20 s für die Formalinspritze das Ergebnis nach oben mit zunehmender Zeit verfälscht (Abb. 7) wird.

Die Reproduzierbarkeit

Für die Reproduzierbarkeitsmessung wurde an beiden Kubitalvenen jeweils eine Blutentnahme durchgeführt. Es wurden insgesamt 25 Proben an Probanden gewon-

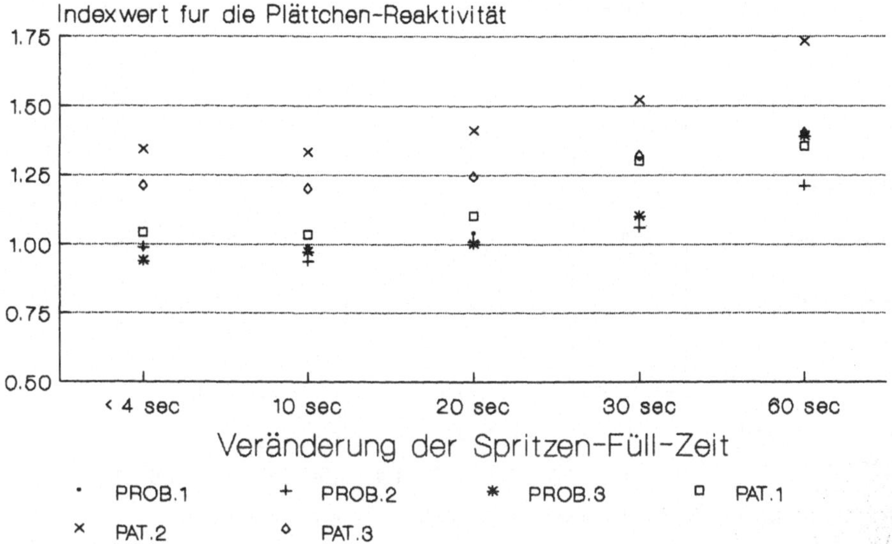

Abb. 7. Veränderung des Indexwertes für die Plättchenreaktivität mit der Verlängerung des Blutentnahmeprozesses

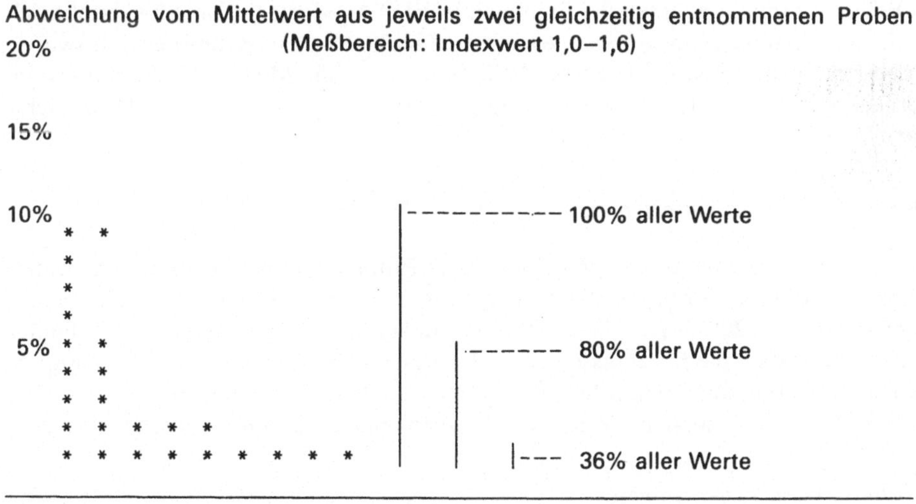

Abweichung vom Mittelwert aus jeweils zwei gleichzeitig entnommenen Proben (Meßbereich: Indexwert 1,0–1,6)

```
20%

15%

10%                                   |---------- 100% aller Werte
     *  *                             |
     *                                |
     *                                |
     *                                |
 5%  *  *                             |   |------  80% aller Werte
     *  *                             |   |
     *  *                             |   |
     *  *  *  *  *                    |   |
     *  *  *  *  *  *  *  *  *        |   |    |---  36% aller Werte
```

Abb. 8. Reproduzierbarkeit in Doppelansätzen

nen. Abb. 8 zeigt, daß Abweichungen bis zu 10% vorkommen, wobei allerdings 85% aller Messungen unter einer 5%igen Abweichung bei identischer Technik liegen.

Standzeit bis zur Aufarbeitung

EDTA soll die Plättchen in ihrer Funktion hemmen, Formalin die Plättchen im „Status quo“ fixieren. Die „Haltbarkeit“ der Blutproben wurde daher bei Raumtemperatur

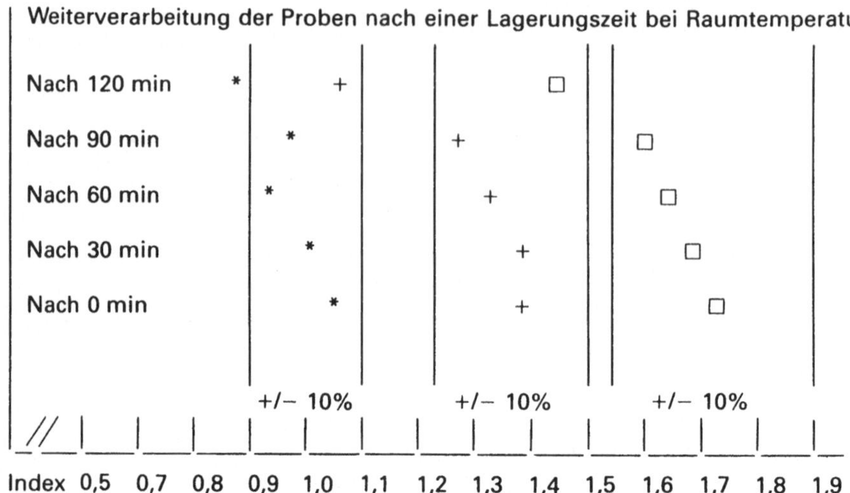

Abb. 9. Änderung der Ergebnisse mit der Standzeit bis zur Weiterverarbeitung

und bei 4°C geprüft. Die Analyse der Einzelwerte zeigt, daß sich die Erythrozytenzahl in EDTA und EDTA-Formalin nicht verändert. Im Gegensatz zu den Thrombozyten in EDTA-Formalin nehmen die Plättchen in EDTA jedoch ab. Bei 25°C ergibt sich nach einer Standzeit von 60 min eine meßbare falsche Normalisierung der Indexwerte, wobei erst ab 120 min Standzeit ein 10%-Bereich für die Meßwert-Variationsbreite verlassen wird (Abb. 9). Bei 4°C wird diese Veränderung erstmals nach 120 min sichtbar.

Der Einfluß des Abnahmefehlers (ungleiche Probenmengen)

Bei der Blutentnahme lassen sich einheitliche Entnahmen nicht garantieren. Daher wurde der Einfluß der unterschiedlichen Entnahmen untersucht. Bis zu einem Abnahmefehler von 20% waren die Ergebnisse unbeeinflußt. Wenn mehr als 30% Fehler auftraten, wurden die Ergebnisse verfälscht. Bei zufällig ausgewerteten 820 Blutproben ergab sich ein durchschnittlicher Fehler für den Routineeinsatz von 12%. Für 250 aus „Studien" gewonnenen Werten war der Abnahmefehler nur durchschnittlich 5%.

Fibrinogen und Testergebnisse

Johnston et al. [218] fanden eine direkte Korrelation der Testergebnisse mit den Fibrinogenausgangswerten. Daher wurde gleichzeitig an 884 zufälligen Proben der Fibrinogenwert im Plasma bestimmt. Mit $r = 0{,}032$ lassen sich solche Beziehungen in diesen Daten nicht verifizieren.

Abgeleitete Bedingungen für den klinischen Einsatz

Für die folgenden Untersuchungen wurde immer mit einem R-21-Butterfly punktiert, Stauzeiten zwischen 0 und 30 s wurden akzeptiert. Die Blutentnahme erfolgte nach

Verwerfen der ersten 1000 µl immer als erste für den Plättchentest. Alle Venen – soweit eine Füllzeit der Proben von unter 8 s möglich war – wurden akzeptiert. Bis zur Weiterverarbeitung wurde ein Zeitintervall von maximal 60 min bei Raumtemperatur erlaubt. Durchschnittlich war die Lagerungszeit bei 30 unausgewählten Proben 25 min seit Beginn der Blutentnahme.

2.2.5.3 Standardisierung an gesunden Probanden

Untersucht wurden 110 gesunde Probanden. In der Anamnese fand sich kein Hinweis auf einen Gefäßprozeß. Auch bei Verwandten 1. Grades gab es anamnestisch keinen Hinweis auf eine Herz-Kreislauf-Erkrankung. Klinisch war dieses Kollektiv im Hinblick auf Herz-Kreislauf-Erkrankungen unauffällig. HDL, LDL, Cholesterin und Triglyzeride sowie Harnsäure und Blutzucker wichen nicht von der Norm ab. Der durchschnittliche systolische Blutdruck war 120 mm Hg mit Grenzen zwischen 95 und 140. Keiner der Untersuchten nahm Medikamente (Tabelle 12).

Tabelle 12. Aufteilung der Ergebnisse zur Plättchenreaktivität nach Alter und Geschlecht

Anzahl	Geschlecht	Gruppe in Jahren	Alter in Jahren	Mittelwert	Standard-abweichung
22	m + w	<30	21 ± 10	0,99	0,07
23	m + w	30–45	45 ± 5	0,98	0,09
37	m + w	45–60	52 ± 4	0,98	0,10
23	m + w	60–75	65 ± 5	0,94	0,09
5	m + w	>75	79 ± 3	0,98	0,10
60	m		47 ± 16	0,97	0,09
50	w		48 ± 19	0,98	0,09
110	m + w		48 ± 16	0,98	0,09

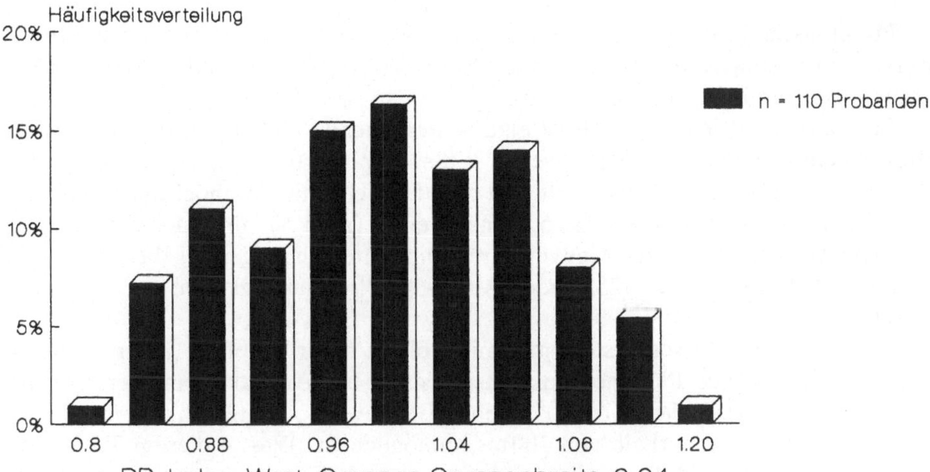

Abb. 10. Histogramm der Meßwerte aus gesunden Probanden

Tabelle 12 zeigt, daß weder Altersabhängigkeit noch Geschlechtsspezifität für die untersuchten gesunden Probanden verifizierbar ist.

Die Analyse der Häufigkeit einzelner Meßwerte zeigt eine annähernd glockenförmige Verteilungsform (Abb. 10), wobei der Median mit dem „logischen" Normalwert „1" der Methode zusammenfällt. Der Mittelwert weicht mit 0,98 nicht wesentlich hiervon ab, so daß für dieses Kollektiv von Probanden eine Normalverteilung als annähernd vorhanden angenommen werden kann.

2.2.5.4 Besprechung der Ergebnisse

Im Vergleich zu anderen Untersuchern [117, 434] fällt die relativ hohe Standardabweichung der hier gewählten Versuchsanordnung auf. Dieses könnte Folge der relativ hohen Zahl der untersuchten „Normalpersonen" sein. Auch handelt es sich hier bereits um korrigierte Werte. Ohne Erythrozytenkorrektur ist die Standardabweichung noch 50% höher (Tabelle 11). Dennoch ist zu sagen, daß im Rahmen einer klinischen Untersuchung eine noch subtilere Definition von „Normalpersonen" an die Grenze der Durchführbarkeit stoßen würde. Ein weiterer Grund für diese Diskrepanz zu den meisten Voruntersuchern könnte die geringe untersuchte Blutmenge sein. Dieses müßte sich bei den gut beschreibbaren Abhängigkeiten des Ergebnisses von der Blutentnahmetechnik und Spritzenfüllzeit eher wieder als Vorteil denn als Nachteil auswirken. Ein letzter Grund könnte die Zeit bis zur Messung sein, da die Ergebnisse mit zunehmender Standzeit „falsch" normal werden. Mitteilungen über die Zeiten bis zur Verarbeitung der Probe fehlen jedoch in der Literatur (Tabelle 11).

Die annähernde Normalverteilung der Ergebnisse (Abb. 10) erlaubt eine Definition des Normbereiches aus Mittelwert und Standardabweichungen. Hierbei muß, da ein Wert in dieser Methode logisch nicht unter 1 liegen kann, nur jeweils das Ergebnis nach einer Seite definiert werden:

- Mittelwert + s1 = 1,07
- Mittelwert + 2s1 = 1,16
- Mittelwert + 3s1 = 1,25

Für klinische Fragestellungen dürfte eine Normbereichsdefinition bis zum Mittelwert + 2s1 ausreichend sein, wenn nur Gruppen von Patienten mit bestimmten Erkrankungen verglichen werden sollen.

Im klinischen Einsatz jedoch ist eine weitergehende Definition des Normbereiches bis einschließlich des Mittelwertes + 3s1 von Vorteil, weil so ein Wert, der > 1,25 ist, erst als pathologisch gilt und damit gleichzeitig die mögliche technische Unsicherheit bei der Gewinnung von Einzelwerten (Abb. 8) mitberücksichtigt wird.

Im Gegensatz zu anderen Meßverfahren und Untersuchungen ergeben sich keine Hinweise für Geschlechts- [285] oder Alters- [217] Abhängigkeiten der Meßparameter.

Die Frage, was dieses System nun mißt, bleibt natürlich offen. Aber es dürfte zweifelsfrei, wie jede Plättchenfunktionsmessung, ein Artefakt sein, der hier „in vitro" bestimmt wird, da davon auszugehen ist, daß eine Blutentnahme und Fixierung der Plättchen innerhalb von 100 ms unmöglich ist. Was in diesem Testansatz unterbunden wird, sind die durch Standzeit und Aufarbeitung zusätzlich entstehenden Artefakte. – So gesehen dürfte der Parameter Plättchenreaktivität durchaus ein realistischer „Marker" für den Zustand der Plättchen sein, wenn man davon ausgeht, daß bereits (vorab) irritierte Plättchen auf einen zusätzlichen Reiz anders reagieren als vorher nicht bereits stimulierte Plättchen [147].

2.3 Zusammenfassung

Bereits in diesem Vorstadium einer klinischen Untersuchung wird die Mehrdimensionalität eines jeden Versuches, die Plättchenfunktion klinisch zu integrieren, klar.

Einerseits gibt es klare Hinweise, daß die Plättchenfunktion bei arteriosklerotisch bedingten Prozessen involviert ist [230]. Andererseits bestehen über die Relevanz einzelner die Plättchenfunktion umschreibender Befunde nur theoretische Vorstellungen. Jede der hier beschriebenen möglichen Plättchenfunktionen könnte die klinisch entscheidende sein.

Die andere nicht weniger wichtige Dimension ergibt sich aus der Plättchenfunktion selbst. Einerseits beträgt die Aktivierungszeit 100 ms, andererseits muß durch zwangsläufig länger dauernde Prozeduren das Plättchen erst zur In-vitro-Messung aufgearbeitet werden. Dieses führt – wie die Versuche zur Vorbereitung einer Aggregationsmessung zeigen – zu zusätzlichen artifiziellen Veränderungen.

Solange es um reproduzierbare, theoretisch immer zu untermauernde Testverfahren einzelner Plättchenteilfunktionen geht, ist das Problem Plättchenfunktionsmessung abgehoben vom klinischen Hintergrund, aber immerhin noch lösbar.

Aber erst klinische Daten im Zusammenhang mit Labordaten können die „klinische Validität" einer Labormethode ausmachen.

Für eine nun folgende weitere klinische Untersuchung sind laborspezifisch standardisiert bzw. neu entwickelt die Plättchenanlagerung an polymerisiertes Kollagen als „Adhäsionstest", die Plättchenüberlebenszeit mit einer modifizierten MDA-Messung, die Plättchenfreisetzung mit der β-Thromboglobulin- und Plättchenfaktor-4-Messung sowie die Plättchenreaktivität als globaler Plättchenfunktionsparameter.

Auf eine Aggregationsmessung soll ganz verzichtet werden, da eine schlechte klinische Korrelation evident scheint [16]. Dafür soll zusätzlich die Veränderung der Plättchenfreisetzung unter In-vitro-Manipulation während der Aggregationsvorbereitung beobachtet werden.

Da unklar ist, welches System das entscheidende ist, müssen zunächst alle Verfahren als gleichwertig angesehen und somit möglichst parallel angewendet werden. Erst im nachhinein wird es anhand von Korrelationen möglich sein, zu der Relevanz einzelner Verfahren (s. Kap. 5) weitergehend Stellung zu nehmen.

2.4 Anhang: Probleme bei der statistischen Aufarbeitung inhomogen verteilter Werte

Die Analyse laborchemischer Daten unter klinischen Gesichtspunkten macht eine statistische Aufarbeitung der gewonnenen Rohdaten unumgänglich. Die Vergleichbarkeit von verschiedenen Patientenkollektiven stößt aber an ihre Grenzen, wenn eine Normalverteilung der Meßwerte nicht einmal annähernd erreicht wird und auch über die Beschreibung des Medians und der Schiefe einer Verteilung die Meßwerte nicht repräsentiert werden können.

Zur Berechnung von Signifikanzen wurde daher möglichst mit parameterfreien Verfahren gearbeitet. Allerdings ist auch hier in manchen Fällen das Postulat der Ähnlichkeit der zu vergleichenden Verteilungen nicht immer erfüllt.

Da die Beschreibung von Mittelwert und Standardabweichungen die wahre Verteilung der Werte nur unzureichend beschreibt, wurden für die Indexwerte der Plättchenreaktivität Häufigkeitsverteilungen der Meßwerte aus einzelnen klinischen Kollektiven zusammengestellt und vergleichend zum Kollektiv aus gesunden Probanden dargestellt.

Eine solche Darstellung gibt zwar die tatsächliche Verteilung relativ gut wieder, ist aber für eine schnelle Bewertung der Ergebnisse noch zu komplex. Daher wurde diese Form der Darstellung weiter vereinfacht.

Angelehnt an die annähernde Normalverteilung der gesunden Probanden wurden 4 Bereichsgruppen gebildet, um einerseits der Darstellung der ungleichen Häufigkeitsverteilung und andererseits der schnellen Orientierung zur Frage, wieviel Prozent der Werte in einer Krankheitsgruppe auffällig hoch sind, gerecht zu werden.

Bereich 1 = < Mittelwert + s1 (gesunder Probanden), d.h. < 1,07
Bereich 2 = > Mittelwert + s1 und < Mittelwert + 2s1, d.h. 1,08–1,16
Bereich 3 = > Mittelwert + 2s1 und < Mittelwert + 3s1, d.h. 1,17–1,25
Bereich 4 = > Mittelwert + 3s1 (gesunder Probanden), d.h. > 1,25

Im folgenden wird diese Verteilung der Werte auf der theoretischen Normalverteilungskurve gesunder Probanden „als Verteilung im Normbereich der Methode" bezeichnet.

Unter Berücksichtigung der technischen Unsicherheit eines gewonnenen Einzelwertes dürfte insbesondere dem Bereich 4 (> MW + 3s1) die größte praktische Bedeutung zukommen.

Da für die anderen Testmethoden sich ähnliche Probleme aus den Rohdaten ergeben, wurden – soweit im Text nicht anders vermerkt – nur parameterfreie Testverfahren angewendet (U-Test von Wilcoxon, Mann u. Whitney).

Korrelationen wurden nur im Hinblick auf das Auftreten linearer Regressionen geprüft.

Als signifikant – und zwar nur im rein statistisch mathematischen Sinn – sollen Ergebnisse verstanden werden, wenn mindestens von einer Irrtumswahrscheinlichkeit unter 5% ($p < 0{,}05$) ausgegangen werden kann.

3 Die Thrombozytenfunktion bei den einzelnen Krankheitsbildern

In diesem Kapitel soll nicht nur versucht werden, Ergebnisse zur Thrombozytenfunktion bei verschiedenen Krankheitsbildern zu gewinnen, um eine klinische Einschätzung des Parameters Plättchenfunktion zu ermöglichen, sondern es soll auch gleichzeitig mit verschiedenen methodischen Testverfahren versucht werden, identische klinische Kollektive zu erfassen, um so Grundlagen zur Klärung der Frage nach den spezifischen Aussagemöglichkeiten einzelner Thrombozytenfunktions-Testansätze zu gewinnen.

Differenziert betrachtet wurden einerseits neurologische Erkrankungen, bei denen aus bisher vorliegenden Ergebnissen angenommen werden muß, daß die Plättchenfunktion eng mit der Pathophysiologie der Erkrankung verknüpft ist, wie z.B. TIA und Hirninfarkt [10, 281].

Andererseits wurden Erkrankungen, bei denen eine Veränderung der Plättchenfunktion im Rahmen der Pathogenese eher unwahrscheinlich sein dürfte, zur Validisierung des Testsystems mituntersucht. Hierzu bieten sich z.B. die Demenz vom Alzheimer-Typ, aber auch der Muskelkontraktionskopfschmerz an.

Ein zusätzlicher Blickpunkt ergibt sich mit der Untersuchung von Patienten mit Morbus Fabry, bei denen eine Arteriosklerose durch Ablagerungen von α-Galaktosidase in die Gefäßwandzellen entsteht [55].

Die mögliche klinische Bedeutung einer routinemäßigen Erfassung der Plättchenfunktion ergibt sich aber nicht bei eindeutigen klinischen Konstellationen, sondern in den Fällen, wo klinisch eine Mitbeteiligung vaskulärer Elemente und damit letztlich auch der Plättchenfunktion im Krankheitsablauf denkbar ist.

Aber auch das „Verhältnis“ zwischen Risikofaktoren einerseits und Plättchenfunktion andererseits bedarf der Klärung, inwieweit sog. Risikofaktoren für Gefäßprozesse eine Veränderung der Plättchenfunktion hervorrufen – oder ob eine Veränderung der Plättchenfunktion gar ein eigenständiger „angeborener“ Risikofaktor sein könnte [76]. Hier können klinisch parallel Untersuchungen zwischen Plättchenfunktion und Risikofaktoren bei unterschiedlichen Grundkrankheiten einerseits und andererseits Untersuchungen an „noch“ gesunden möglichen „Risikogruppen“, z.B. Angehörigen von Hirninfarktpatienten oder Herzinfarktpatienten [134], weiterhelfen.

3.1 Die transitorisch-ischämische Attacke (TIA)

Definitionsgemäß [329] handelt es sich hier um fokal neurologische Ausfälle auf vaskulärer Basis, die oft nur Minuten persistieren, aber 24h nicht überdauern [6].

Bei der transitorisch-ischämischen Attacke sind sicher die meisten Untersuchungen zur Bedeutung der Thrombozyten im Rahmen des Krankheitsgeschehens [23,

Tabelle 13. Hirninfarktrisiko nach abgelaufener TIA

Studie	Pat.-Zahl	Zeit	H-Infarkt	Zitat
Olssen	124	21 Monate	19 = 15%	[300]
Ziegler	135	36 Monate	22 = 16%	[447]
Candelize	401	48 Monate	36 = 8,9%	[77]
Whisnant	198	60 Monate	62 = 32%	[434]
Marshall	158	60 Monate	68 = 43%	[260]
Siekert	160	60 Monate	51 = 32%	[367]
Goldner	140	180 Monate	111 = 79%	[162]

24, 147, 156, 184, 433] durchgeführt, so daß eine pathologische Plättchenfunktion bei der TIA als gesichert erscheint.

Das klinische Bild der TIA hängt vom betroffenen Gefäßgebiet ab, im Karotisgebiet kann es zur flüchtigen Aphasie und im Vertebralisgebiet vielleicht zur kurzfristigen Dysarthrie, aber auch zur Tetraplegie kommen.

Als „Vorstufe“ des Hirninfarktes hat die TIA auf neurologischem Gebiet die gleiche Bedeutung wie die Angina pectoris bei Herzpatienten. Dennoch wird der oft schmerzfreie vorübergehende zentralneurologische Funktionsausfall im Rahmen einer TIA meist weniger ernstgenommen als der schmerzhafte Angina-pectoris-Anfall, obgleich die Konsequenzen aus einem folgenden Hirninfarkt heute genauso, wenn nicht einschneidender sind als nach einem Herzinfarkt.

Die Inzidenz eines Hirninfarktes nach einer TIA ist nach 21 Monaten mit 15% [300] und nach 15 Jahren [162] mit 79% anzusetzen. Im 5-Jahresdurchschnitt ergibt sich immerhin ein Hirninfarktrisiko von 32–43% für Patienten, die nur einmal eine TIA hatten (Tabelle 13). Dies bedeutet, daß das allgemein altersabhängige Hirninfarktrisiko nach der ersten TIA unverhältnismäßig hoch wird. Nach Whisnant [434] treten 25% der erstmals bemerkten TIA vor dem 55. Lebensjahr und sogar 75% vor dem 65. Lebensjahr auf.

Gerade bei der TIA ist häufig aber die Anamnese unscharf, oft weil der Patient die Attacke nicht ernstgenommen hat, kaum beobachtet hat, sich z. B. wegen eines begleitenden hirnorganischen Psychosyndroms schlecht erinnert oder sie schlicht in ihrer Komplexität verdrängt hat. Aus der Anamnese kann vom Erfahrenen oft nur noch erahnt werden, daß eine TIA stattgefunden haben könnte. Häufige Diskrepanzen in der Diagnose, selbst bei Untersuchern, die als erfahren gelten müssen, sind nicht selten [237].

Besondere Bedeutung kommt daher hier Verfahren zu, die zumindest laborchemisch retrospektiv ein solches Geschehen wahrscheinlich machen.

Eine solche Methode kann die gemessene Funktionsbereitschaft der Thrombozyten sein.

3.1.1 Die β-Thromboglobulin-TIA-Studie

β-Thromboglobulin wurde bei 15 Patienten, 10 männlich, 5 weiblich, im Alter von 46 ± 12 Jahren bestimmt. Alle Patienten hatten eine klinisch gesicherte TIA innerhalb der letzten 6 Tage vor der Blutentnahme.

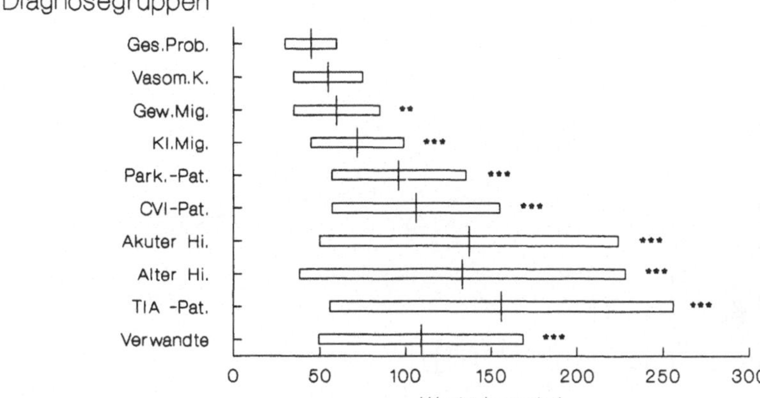

Abb. 11. β-Thromboglobulinwerte bei verschiedenen klinischen Diagnosen ($n = 326$): *Ges. Prob.* gesunde Probanden, *Vasom. K.* Patienten mit vasomotorischen Kopfschmerzleiden, *Gew. Mig.* Patienten mit gewöhnlicher Migräne, *Kl. Mig.* Patienten mit klassischer Migräne, *Park.-Pat.* Patienten mit Parkinson-Syndrom, *CVI-Pat.* Patienten mit zerebrovaskulärer Demenz, *Akuter Hi.* Patienten mit frischem Hirninfarkt, *Alter Hi.* Patienten mit „ausgeheiltem" Hirninfarkt, *TIA-Pat.* Patienten mit transitorisch-ischämischen Attacken, *Verwandte* gesunde Verwandte I. Grades von Hirninfarktpatienten

Für den β-Thromboglobulinspiegel ergab sich ein Mittelwert von 156 ± 100 ng/ml. Trotz der großen Streubreite ergab sich im Vergleich zu gesunden Probanden mit $p < 0{,}01$ eine signifikante Differenz. Unterschiede zwischen Frauen und Männern waren nicht festzustellen (Abb. 11).

3.1.2 Die Plättchenreaktivität-TIA-Studie

Bei 72 Patienten im Alter von 44 ± 14 Jahren, 40 männlich, 32 weiblich, wurde die Plättchenreaktivität bestimmt. Die transitorisch-ischämischen Ereignisse lagen in allen Fällen zwischen 24 h und 14 Tagen zurück.

Der Indexwert für die Plättchenreaktivität war mit 1,64 ± 0,6 mit $p < 0{,}001$ signifikant höher als bei gesunden Probanden.

In der Aufteilung in Mittelwert + s1-Bereich/Mittelwert + 2 × s1-Bereich, Mittelwert + 3 s1-Bereich und > Mittelwert + 3 s1-Bereich aus gesunden Probanden zeigte sich, daß immerhin 78% aller Werte von Patienten mit klinischer Diagnose TIA Indexwerte zeigten, die höher als der Mittelwert + 3 s1 der gesunden Probanden waren. Nur 6% aller Werte waren im Bereich MW + s1 zu finden (Abb. 12, Abb. 29).

3.1.3 Plättchenreaktivität vor, während und nach einer TIA-Attacke

An 7 Patienten, 6 männlich, 1 weiblich, im Alter von 44 ± 5 Jahren konnte vor und während und 24–48 h nach Ende einer TIA die Plättchenreaktivität bestimmt werden.

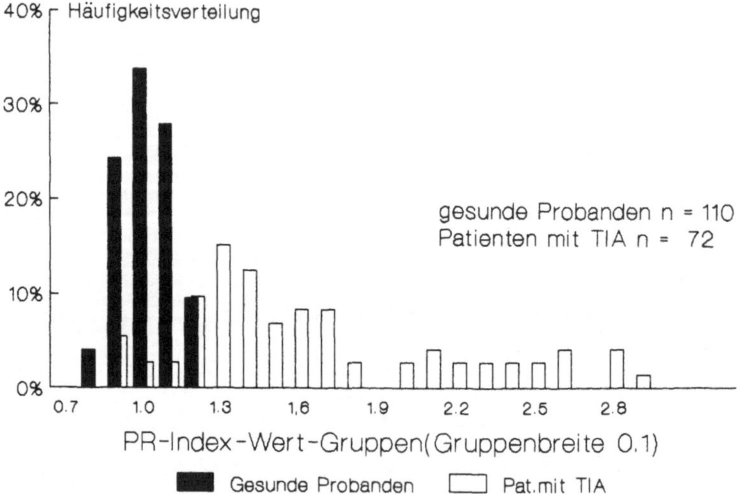

Abb. 12. Histographische Aufarbeitung der Meßwerte für die Plättchenreaktivität

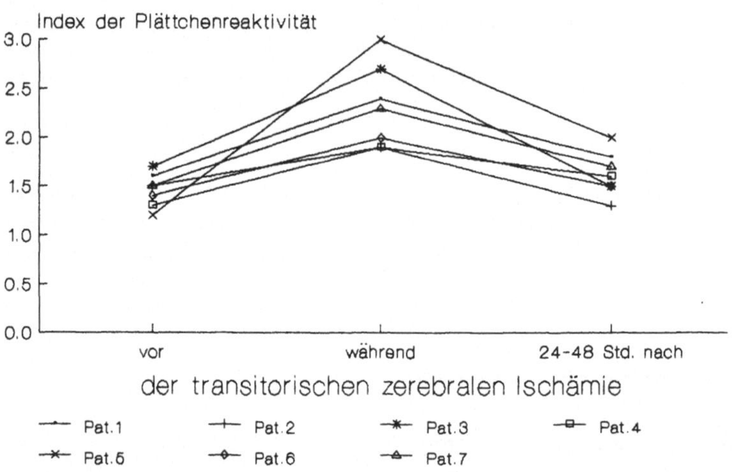

Abb. 13. Plättchenreaktivität und transitorisch-ischämische Attacken (die Linien verbinden die Werte der drei Meßpunkte von insgesamt 7 Patienten)

Hier zeigte sich, daß mit dem Auftreten der fokalen neurologischen Symptomatik die Plättchenreaktivität deutlich ansteigt, um dann nach Ende der Attacke zwar abzufallen, ohne daß in allen Fällen der Ausgangswert 24 h nach Abklingen des Ereignisses wieder erreicht wird (Abb. 13). Im Mittel war der Indexwert vor der Attacke 1,45 ± 0,17, während 2,3 ± 0,44, 24 h nach Ende 1,64 ± 0,25.

3.1.4 Besprechung der Ergebnisse

Wie im Grunde zu erwarten, zeigten die angewendeten Meßverfahren eine vermehrte Plättchenfunktion, sei es im Rahmen des β-Thromboglobulinspiegels oder als Plättchenreaktivität. Die Befunde passen gut zu den eingangs zitierten bereits vorhandenen Befunden.

Auffällig ist der enge zeitliche Zusammenhang zwischen einem ischämischen Ereignis und Anstieg und Abfall der Plättchenreaktivität (Abb. 13), was bereits Doughtery et al. 1977 [124] an einem Einzelfall beschrieben haben.

Aus der hohen Koinzidenz zwischen erhöhter Plättchenreaktivität und TIA ist anzunehmen, daß hier eine normale Plättchenfunktion und eine TIA-verdächtige Anamnese innerhalb der letzten 14 Tage eher gegen eine TIA sprechen.

Neben der sicher klaren klinischen Relevanz solcher Messungen bleibt die Frage: „Induziert die Plättchenaktivierung die TIA oder aktiviert die Ischämie die Plättchen?" natürlich vorläufig völlig offen. Klar wird lediglich, daß ein erhöhter Plättchenfunktionswert nicht nur „chronisch", sondern offensichtlich auch „akut" verändert sein kann, was anhand eines Einzelwertes nicht zu erkennen ist, sondern nur im klinischen Verlauf beurteilt werden kann.

3.2 Der Hirninfarkt

Ischämische zerebrale Infarkte, definitive neurologische Defizite auf vaskulärer Basis, oft Endstation transitorisch ischämischer Attacken, sollen nur bei Männern [285] oder nur im Anfang der Erkrankung eine veränderte Plättchenfunktion [126] aufweisen. Dennoch sollen geschlechtsunspezifisch Plättchenfunktionshemmer ein zweites ischämisches Ereignis verhindern helfen [53].

Zusammenhänge zwischen Plättchenfunktion und der Art des Infarktes, z. B. im Karotis- oder Vertebraliskreislauf sind unbekannt. In jedem Fall sind bestimmte Risikofaktoren gerade bei der zerebralen Ischämie besonders häufig nachzuweisen [1, 76, 121, 129, 224]. Klinisch-anamnestisch besteht auch eine gewisse familiäre Häufung von zerebralen Ischämien, wobei ursächlich nicht eine direkte Vererbung, sondern eine Vererbung prädisponierender „Merkmale" angenommen wird [333].

Bei dieser Krankheitsgruppe soll daher nicht nur mit verschiedenen Testanordnungen der Frage der Plättchenfunktion, sondern auch der Frage der Geschlechtsspezifität derselben und der Frage der Dauer einer Plättchenfunktionsveränderung nach einem Hirninfarkt nachgegangen werden. Anhand dieser Krankheitsgruppe soll auch der Frage der Koinzidenz zwischen Hirninfarkt, Plättchenfunktion und Risikoparametern nachgegangen werden. Methodisch soll neben der Messung von β-Thromboglobulin, Plättchenüberlebenszeit, Plättchenreaktivität und Plättchenfaktor 4 die Serotonin- und β-Thromboglobulinfreisetzung unter In-vitro-Bedingungen zum Einsatz kommen.

3.2.1 β-Thromboglobulinspiegel nach akutem Hirninfarkt

Untersucht wurden 32 Patienten, deren Hirninfarkt 4 bis längstens 72 h verstrichen war und die keine Plättchenfunktionshemmer einnahmen. Es handelte sich um 21 männliche und 11 weibliche Patienten im Alter von 55 ± 12 Jahren.

Es ergab sich hier ein Mittelwert von 137 ng ± 87 ng, wobei der höchste gemessene Wert 288 ng/ml und der niedrigste gemessene Wert 67 ng/ml war.

Im Vergleich zu gesunden Probanden war die Erhöhung der Werte signifikant (Abb. 11).

3.2.2 β-Thromboglobulinspiegel nach „altem" Hirninfarkt

An 26 Patienten, 17 männlich und 9 weiblich, im Alter von 67 ± 13 Jahren, deren Hirninfarkt 6–36 Monate abgelaufen war, wurde der β-Thromboglobulinspiegel bestimmt.

Es zeigte sich ein Mittelwert von 133 ± 95 ng, der im Vergleich zu gesunden Probanden signifikant ($p < 0{,}01$) verändert war, nicht aber zu Patienten mit akutem Hirninfarkt different war (Abb. 11).

3.2.3 Plättchenreaktivität und akuter Hirninfarkt

Bei 133 Patienten mit einem abgelaufenem Hirninfarkt, 78 männlich und 55 weiblich, im Alter von 50 ± 14 Jahren wurden die Plättchenreaktivität bestimmt. Alle Patienten waren zum Zeitpunkt der Untersuchung frei von Thrombozytenfunktionshemmern.

Die Plättchenreaktivität war mit 1,42 ± 0,39 signifikant ($p < 0{,}001$) im Vergleich zu gesunden Probanden erhöht. Ein Hinweis für eine Geschlechtsspezifität oder Altersabhängigkeit dieses Parameters ergibt sich nicht (Tabelle 14).

Betrachtet man die Patienten, bei denen *Herzrhythmusstörungen* bekannt sind, so wird zwischen den verbleibenden Patienten ($n = 116$, Alter: 50 ± 14, 69 männlich, 47 weiblich, Index für die Plättchenreaktivität: 1,36 ± 0,34) und den Patienten mit Herzrhythmusstörungen ($n = 17$,9 männlich und 8 weiblich, im Alter von 47 ± 14, Indexwert: 1,82 ± 0,43) eine mit $p < 0{,}001$ signifikante Differenz eklatant.

Differenziert man die Werte, orientiert am Mittelwert + 3 s1 für gesunde Probanden, so zeigt sich, daß 68% aller Werte außerhalb dieses weitgefaßten Normbereiches liegen. Nur 8% der Werte liegen innerhalb des Mittelwertes + s1-Bereiches für gesunde Probanden (Abb. 14).

Tabelle 14. Aufteilung der Indexwerte für die Plättchenreaktivität nach Alter und Geschlecht bei Hirninfarktpatienten

Anzahl	Geschlecht	Gruppe	Alter	Index
19	m + w	< 35 J.	26 ± 6	1,46 ± 0,39
45	m + w	35–50 J.	44 ± 3	1,44 ± 0,37
51	m + w	50–65 J.	56 ± 4	1,38 ± 0,26
18	m + w	> 63 J.	74 ± 6	1,59 ± 0,8
78	männl.		49 ± 12	1,4 ± 0,38
55	weibl.		53 ± 17	1,48 ± 0,51
133	m + w		50 ± 14	1,42 ± 0,39

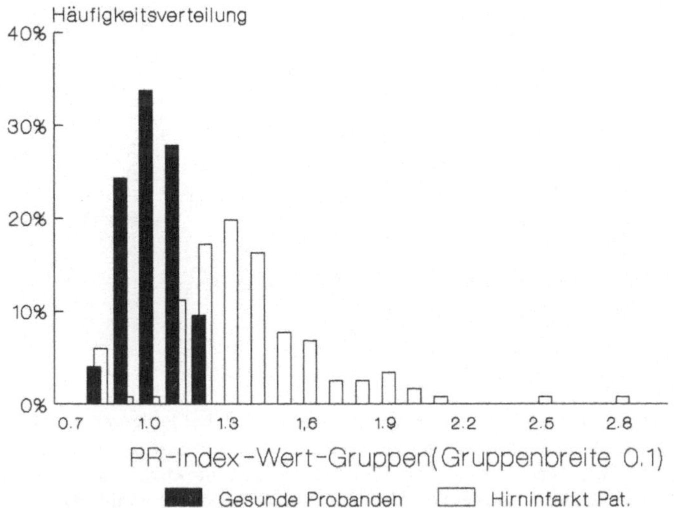

Abb. 14. Häufigkeitsverteilung der Indexwerte bei Hirninfarktpatienten (gesunde Probanden $n = 110$, Patienten mit Hirninfarkt $n = 116$)

3.2.4 Gefäßrisikofaktoren und Plättchenreaktivität bei Patienten mit kürzlich durchgemachtem Hirninfarkt

Ein Teil des o.g. Kollektives, 56 Patienten mit Hirninfarkt, 29 männlich und 27 weiblich, im Alter von 46 ± 15 Jahren, wurden auf Risikofaktoren für Gefäßprozesse zum Zeitpunkt des Hirninfarktes untersucht.

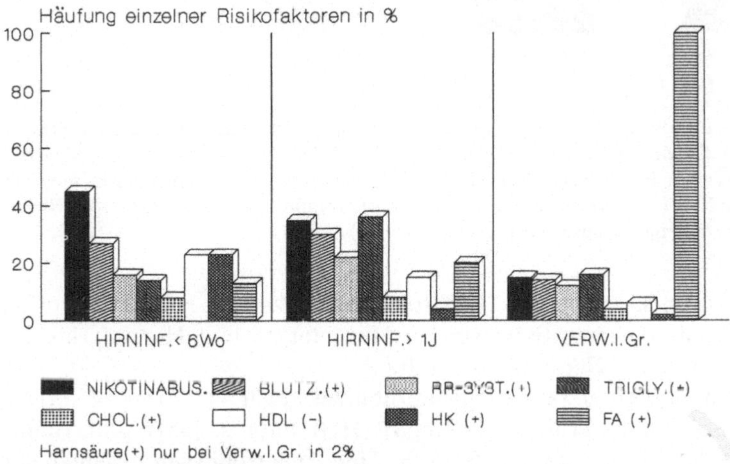

Abb. 15. Häufung von sog. Risikofaktoren bei Patienten mit frischem und altem Hirninfarkt sowie bei Verwandten I. Grades dieser Patienten: *NIKOTINABUS.* Nikotinabusus, *BLUTZ.(+)* erhöhter Nüchtern-Glukosewert, *RR-SYST.(+)* erhöhter Blutdruck, *TRIGLY.(+)* erhöhte Triglyzeride, *CHOL.(+)* erhöhtes Cholesterin, *HDL(−)* HDL erniedrigt, *HK(+)* Hämatokrit erhöht, *FA(+)* Hirn- oder Herzinfarkt bei Verwandten I. Grades

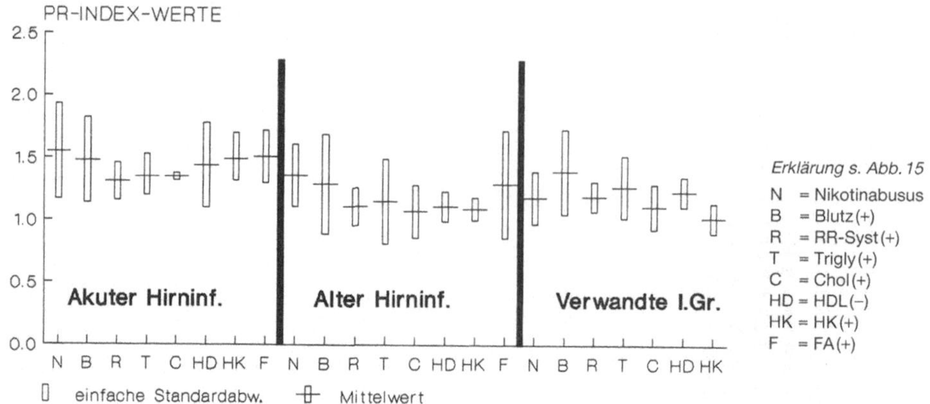

Abb. 16. PR-Indexwerte, ausgewertet nach einzelnen sog. Risikofaktoren bei Patienten mit akutem und altem Hirninfarkt sowie bei Verwandten: *Akuter Hirninf.* Patienten mit einem längstens 6 Wochen zurückliegenden Hirninfarkt, *Alter Hirninf.* Patienten, deren Hirninfarkt mehr als 1 Jahr zurückliegt, *Verwandte I. Gr.* Verwandte I. Grades von Hirninfarktpatienten. (Die Familienanamnese wurde bei Verwandten I. Grades nicht aufgenommen)

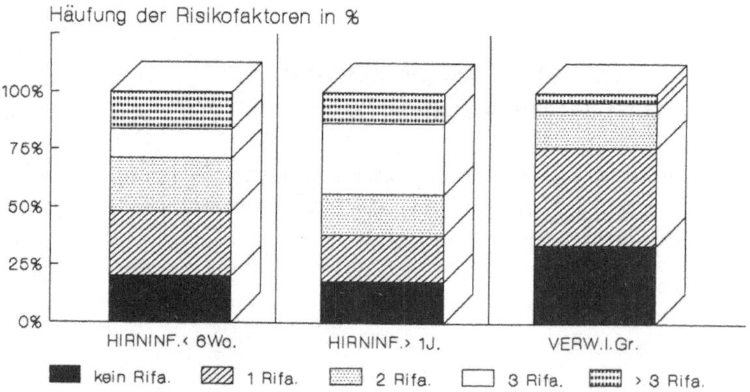

Abb. 17. Kumulation von sog. Risikofaktoren bei Patienten mit frischem und altem Hirninfarkt sowie bei Verwandten I. Grades dieser Patienten: *HIRNINF.* <6 Wo. Patienten mit einem längstens 6 Wochen zurückliegenden Hirninfarkt, *HIRNINF.* >1 J. Patienten, deren Hirninfarkt mehr als 1 Jahr zurückliegt, *VERW. I. Gr.* Verwandte I. Grades von Hirninfarktpatienten, *Rifa.* sog. Risikofaktor. (Der Faktor Familienanamnese wurde nicht bewertet)

Neben dem Blutdruck wurde der Hämatokrit, Triglyzeride, HDL, Blutzucker und Harnsäure erfaßt. Anamnestisch wurden Hirninfarkte und Herzinfarkte bei Verwandten I. Grades sowie Nikotinabusus erfragt.

Als pathologisch wurden gewertet: Nüchternblutzucker über 120 mg/dl, Triglyzeride über 200 mg/dl, Cholesterin über 260 mg/dl, HDL unter 35 [45] mg/dl, Hämatokrit über 47% (42%), Harnsäure über 6 mg/dl. Eine Hypertonie wurde gemäß den Richtlinien der WHO ab einem systolischen Wert von 160 und einem diastolischen Wert von 95 angenommen.

Auffällig war eine in allen Fällen normale Harnsäure. An Häufigkeit zunehmend reihten sich Cholesterinerhöhung, Infarkte in der Familienanamnese, erhöhter Blut-

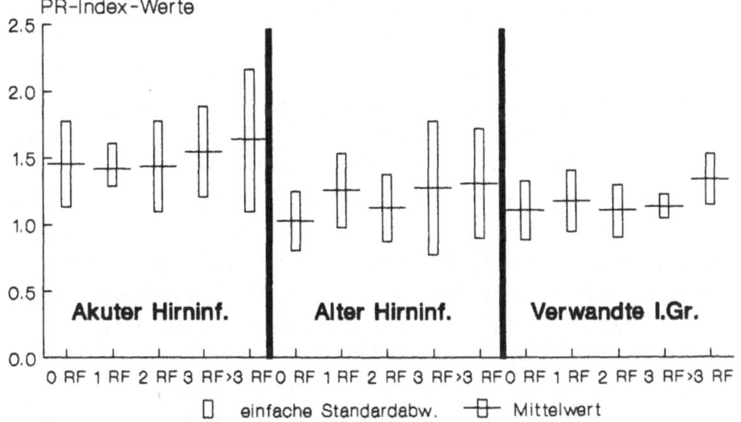

Abb. 18. PR-Indexwerte und Kumulation von Risikofaktoren: *Akuter Hirninf.* Patienten mit einem längstens 6 Wochen zurückliegenden Hirninfarkt, *Alter Hirninf.* Patienten, deren Hirninfarkt mehr als 1 Jahr zurückliegt, *Verwandte I. Gr.* Verwandte I. Grades von Hirninfarktpatienten, *RF* sog. Risikofaktoren. (Der Faktor Familienanamnese wurde nicht berücksichtigt)

druck, erhöhte Triglyzeride, Hypertonie, erhöhter Nüchternblutzucker, erniedrigtes HDL, erhöhter Hämatokrit und schließlich Nikotinabusus aneinander (Abb. 15). Für das gesamte Kollektiv ergab sich ein Wert von 1,47 ± 0,33.

Deutlich erhöhte Plättchenfunktionswerte fanden sich bei positiver Gefäßanamnese in der Familie, bei Rauchern und Patienten mit erhöhtem Nüchternblutzucker (Abb. 16).

Während 20% keinen der geprüften Risikofaktoren aufwiesen, waren immerhin bei 16% vier und mehr dieser Faktoren nachzuweisen (Abb. 17). Ab drei Risikofaktoren zeigte sich eine Zunahme der Plättchenreaktivität (Abb. 18).

3.2.5 Risikofaktoren und Plättchenreaktivität nach „altem“ Hirninfarkt

Obwohl es kaum möglich ist, Patienten vor ihrem Hirninfarkt zu untersuchen, so lassen sich doch an Untersuchungen an unbehandelten Patienten nach einem Hirninfarkt Aufschlüsse darüber gewinnen, ob tatsächlich die Plättchen nur durch das akute ischämische Ereignis aktiviert werden [125] oder dauernd aktiviert bleiben [363], was letztlich auch nach einem Hirninfarkt eine Prophylaxe ähnlich wie nach einer TIA rechtfertigen könnte [53].

Weiterhin erscheint es für eine solche Frage wesentlich, zu untersuchen, inwieweit Beziehungen zwischen Plättchenaktivierung und sog. Gefäßrisikoparametern aufzuzeigen sind, die zumindest bei einigen Hirninfarktpatienten zu erwarten sein dürften [121].

Aus diesem Grunde sollen im folgenden Patienten ohne Behandlung nach durchgemachtem Hirninfarkt nicht nur im Hinblick auf ihre Gefäßrisikofaktoren, sondern auch im Hinblick auf die Plättchenreaktionsbereitschaft untersucht werden.

171 Patienten, die zwischen dem 1.1.1977 und dem 31.12.1982 wegen eines Hirninfarktes im Bereich der A. carotis erstmals in der Klinik für Neurologie der

WWU Münster behandelt wurden, wurden angeschrieben, und es wurde den Patienten ein Nachuntersuchungstermin offeriert. 53 der Patienten waren auch mit Hilfe der Hausärzte nicht mehr auffindbar. 24 waren verstorben, 16 waren in stationärer Behandlung, 6 waren schwerbehindert, 6 waren an einer Nachuntersuchung nicht interessiert. 66 konnten letztlich nachuntersucht werden. 20% = 34 Patienten waren zum Zeitpunkt der Untersuchung in keiner Behandlung. Diese Patientengruppe bestand aus 17 Frauen und 17 Männern mit einem durchschnittlichen Alter von 68 ± 7,7 Jahren.

Alle Patienten wurden klinisch untersucht, es wurde eine standardisierte Befragung durchgeführt, blutchemisch wurden Glukose, HDL, LDL, Cholesterin, Triglyzeride, Harnsäure und Hämatokrit gemessen. Alle Blutuntersuchungen wurden an nüchternen Patienten durchgeführt. Es wurde ein R-21-Butterfly® zur Blutentnahme benutzt.

Für die „Post"-Hirninfarktpatienten war der Wert für die Plättchenreaktivität von 1,24 ± 0,31 mit $p < 0{,}001$ signifikant different zu gesunden. Die Analyse zwischen Rauchern (1,23 ± 0,25), und Nichtrauchern (1,02 ± 0,16) zeigte deutliche Unterschiede zugunsten der Nichtraucher.

Auch erhöhte Nüchtern-Glukosespiegel und Erhöhungen der Triglyzeride zeigten eine Beziehung zu „relativ" erhöhten Plättchenfunktionswerten (Abb. 16). Es ergaben sich auch Hinweise auf eine Erhöhung der Plättchenreaktivität bei einer Kumulation von Risikofaktoren (Abb. 18).

14,7% aller Patienten zeigten keine Risikofaktoren, und bei 14,7% fanden sich 4 und mehr Risikofaktoren (Abb. 17). Die häufigsten Risikofaktoren waren Rauchen, Diabetes und Hypertonie (Abb. 15).

Bei der Analyse des „Zeitraumes" nach Infarkt waren die Raucher in der Gruppe der Patienten mit der längsten „Überlebenszeit" unterrepräsentiert (Nichtraucher: 5,9 ± 2,5 Jahre: Raucher: 3,7 ± 2,3 Jahre).

3.2.6 Plättchenüberlebenszeit bei Hirninfarktpatienten

Neben der Plättchenfunktionsbereitschaft kann auch die Überlebenszeit der Plättchen ein Hinweis auf eine vermehrte Aktivität und damit verbunden auf eine verkürzte Überlebenszeit im Kreislaufsystem sein.

In dieser Studie wurden 22 Patienten, 12 männlich und 10 weiblich, im Alter von 62 ± 12 Jahren untersucht. Das ischämische Ereignis lag zum Zeitpunkt der Messung 6–36 Monate zurück.

Gemessen wurde die Überlebenszeit mit der in Abschn. 2.2.4 beschriebenen Methodik über die Bildung von Malondialdehyd.

Es fand sich eine mittlere Überlebenszeit von 8,5 ± 2,2 Tagen für die Hirninfarktgruppe. Die Differenz zu gesunden Probanden war mit $p < 0{,}05$ signifikant.

3.2.7 Plättchenfaktor 4 bei Hirninfarktpatienten

Plättchenfaktor 4 wird unterschiedlich als Hinweis auf eine vaskulär bedingte Erkrankung eingestuft [249, 419]. Es existieren Hinweise, daß Plättchenfaktor 4 bei

Gefäßprozessen nur dann Ergebnisse bietet, wenn akute Ereignisse sehr kurz zurückliegen [386]; somit bietet sich dieser Funktionstest an gerade der Frage einer sehr häufig rezidivierenden akuten Plättchenirritation nachzugehen.

Untersucht wurden 28 Patienten im Alter von 64 ± 11 Jahren, deren Hirninfarkt 6 Monate bis zu 3 Jahre zurücklag. Es handelte sich um 12 männliche und 16 weibliche Patienten, die zum Zeitpunkt der Untersuchung keine Plättchenfunktionshemmer einnahmen.

Es zeigte sich ein Wert von 14,4 ± 11, der im Vergleich zu gesunden Probanden nicht signifikant different war.

3.2.8 Plättchenreaktion auf In-vitro-Manipulation bei Hirninfarktpatienten

Gerade bei Hirninfarktpatienten oder anderen Gefäßpatienten wird versucht, die Plättchenfunktion durch einen Aggregationstest zu beschreiben [104, 402, 445]. Aus

Tabelle 15. Signifikanzen in den Veränderungen des Serotonins in Abhängigkeit von der Plasmaaufarbeitung (s. Tabelle 6) bei 10 Hirninfarktpatienten

	1	2	3	4	5	6	7	8
2	ns	/						
3	ns	ns	/					
4	ns	ns	ns	/				
5	ns	ns	ns	ns	/			
6	ns	ns	ns	ns	ns	/		
7	ns	*	ns	ns	ns	ns	/	
8	***	***	***	***	***	***	**	/
9	***	***	***	***	***	***	***	ns

Ergebnisse der Untersuchung auf Signifikanz zwischen den einzelnen Manipulationsschritten: ns = nicht signifikant; * = $p<0,05$; ** = $p<0,01$; *** = $p<0,001$

Tabelle 16. Signifikanzen in den Veränderungen des β-Thromboglobulinspiegels in Abhängigkeit von der Plasmaaufarbeitung (s. Tabelle 6) bei 10 Hirninfarktpatienten

	1	2	3	4	5	6	7	8
2	***	/						
3	***	ns	/					
4	***	**	ns	/				
5	***	***	*	ns	/			
6	***	***	***	**	*	/		
7	***	***	***	***	***	ns	/	
8	***	***	***	***	***	***	***	/
9	***	***	***	***	***	***	***	ns

Ergebnisse der Untersuchung auf Signifikanz zwischen den einzelnen Manipulationsschritten: ns = nicht signifikant; * = $p<0,05$; ** = $p<0,01$; *** = $p<0,001$

den Untersuchungen an Gesunden (s. Kap. 2) erscheint es sich zu ergeben, daß möglicherweise auch bei Hirninfarktpatienten bereits vor einem Plättchentest relevante Plättchenveränderungen evident sein könnten.

An Plättchen von 10 Hirninfarktpatienten (8 männlich und 2 weiblich im Alter von 53 ± 15 Jahren), die eine erhöhte Plättchenreaktivität (Index = 1,38 ± 0,33) zeigten, wurde entsprechend der Serotoninspiegel und der β-Thromboglobulinspiegel während der Vorbereitung zur Plättchenregulation untersucht.

Auch hier wird deutlich, daß bei der Manipulation Serotonin aus den Plättchen austritt, was aber offensichtlich nicht wie bei Gesunden, z.B. unter Stehen bei 25°C wieder reabsorbiert wird (Abb. 26, Tabelle 15). Auch ist der Anstieg des β-Thromboglobulinspiegels deutlicher und signifikant different im Vergleich zu gesunden Probanden. Kein Unterschied scheint bei maximalem Streß unter Aufbereitung in Krebs-Ringer-Lösung oder nach Kollagenzugabe zu bestehen (Abb. 25, Tabelle 16).

3.2.9 Besprechung der Ergebnisse

Die Plättchenfaktor-4-Bestimmung ist im Vergleich zu Gesunden bei Hirninfarktpatienten nicht signifikant verändert – was aber durchaus mit den Ergebnissen von Kaplan [225], daß erhöhte Plättchenfaktor-4-Werte am ehesten eine falsche Blutentnahme widerspiegeln, vereinbar ist; eine Überlegung, die mit einer In-vivo-Halbwertszeit für Plättchenfaktor 4 von 2 min [227] und einer Halbwertszeit für β-Thromboglobulin von 100 min gut vereinbar ist [314]. β-Thromboglobulin – von Fischer [141] als Markerprotein für zerebrovaskuläre Erkrankungen apostrophiert – zeigt sich bei frischen wie auch bei alten Hirninfarkten signifikant im Vergleich zu gesunden Probanden erhöht. Signifikante Unterschiede zwischen älteren und frischen Hirninfarkten lassen sich hier nicht beobachten. Die Plättchenreaktivität zeigt jedoch eine deutlich signifikante „Verringerung" der Werte für „alte" Hirninfarktpatienten. Dennoch signifikant different von Gesunden sind auch diese Werte, was den Ergebnissen von Doughtery et al. [126] widerspricht.

Es ergeben sich geringere Unterschiede, wenn man die Patienten mit kardiologischen Grunderkrankungen aus dem Kollektiv der frischen Hirninfarktpatienten ausklammert, was durchaus zu rechtfertigen ist [190, 235], da das zum Infarkt führende Geschehen von Mikrothromben aus dem Herzen ähnlich wie bei einer TIA abläuft und mit einem abgelaufenen bleibenden vaskulären neurologischen Ausfall meist nicht sistiert.

Die [126] beschriebene Normalisierung der Plättchenfunktionsparameter nach durchlaufenem Hirninfarkt läßt sich aber kaum mit diesen Ergebnissen in Einklang bringen. Auch die von Nenci [285] gefundenen Unterschiede zwischen Männern und Frauen lassen sich mit den hier gewählten Methoden nicht bestätigen.

Die Werte für die Plättchenreaktivität sind zwar eindeutig – nur 8% aller Untersuchten haben Werte innerhalb des MW + s1-Bereiches, so daß hier auch eine gewisse klinische Validität der Labortechnik anzunehmen ist –, jedoch dürfte dies klinisch eher eine wenig wesentliche Zusatzinformation sein.

Von größerem Interesse ist, daß auch bei alten Hirninfarktpatienten nicht nur durch die erhöhte Plättchenreaktivität, sondern auch direkt durch die verkürzte Plättchenüberlebenszeit ein Hinweis auf einen verstärkten Plättchenverbrauch gegeben ist. Hier ergibt sich im klinischen Kontext schon der Aspekt der Hemmung der Plättchenfunktion, auch nach abgelaufenem Hirninfarkt, was auch die Untersuchungen von Bousser [53] bereits implizieren und mit Ergebnissen von Leonberg [247], der bei Infarktpatienten statistisch ein erhöhtes Infarktrisiko fand, vereinbar ist.

Zur Interpretation von Aggregationstesten dürften die Ergebnisse zur Veränderung der Plättchen unter unterschiedlichen Manipulationsschritten interessant sein. Es läßt sich zumindest zeigen, daß Unterschiede zwischen Plättchen von gesunden Probanden und Gefäßpatienten mit dem Stehenlassen des Plasmas deutlicher werden (Abb. 25 u. 26), wenngleich das Verhalten der Plättchen auf die verschiedenen Streßmomente im Prinzip gleichbleibt. Bemerkenswert dürfte die fehlende Fähigkeit zur Korrektur des Serotoninwertes unter 25°C sein, dieses könnte die Annahme einer Energieverarmung des gestreßten Plättchens von Gefäßpatienten unterstützen [353], da die Serotoninaufnahme ein energieabhängiger Prozeß ist.

Unter klinischen Aspekten ist ein Zusammenhang zwischen Plättchenfunktion und Risikoparametern jedoch wesentlicher. Unabhängig von der Frage, inwieweit die Risikofaktoren selbst die Arteriosklerose verursachen oder ob sie erst über eine Aktivierung einer gemeinsamen Plättchenfunktion [346] in die Arteriosklerose eingreifen, bleibt festzustellen, daß immerhin bei 85% der nachuntersuchten Hirninfarktpatienten unbehandelte, aber behandelbare Risikoparameter gefunden wurden.

Wenn Risikofaktoren kumulieren, zeigt die Plättchenreaktivität bei alten wie bei jungen Hirninfarktpatienten einen Anstieg mit der Zahl der Risikofaktoren. In beiden Gruppen sind Plättchenfunktionswerte bei Patienten ohne die untersuchten Risikofaktoren signifikant niedriger im Vergleich zu den Patienten mit Risikofaktoren, jedoch sind sie nicht im Normbereich der Methode.

Besonders hervorzuheben ist der Nikotinabusus, für den es zahlreiche Hinweise gibt, daß er einerseits eine Plättchenaktivierung [108, 248] verursacht und andererseits auch arteriosklerotische Gefäßprozesse [160] fördert. Auch für den Diabetes mellitus liegen ähnlich gute Hinweise, daß er einerseits arteriosklerotische Gefäßprozesse [259] mitverursacht und andererseits mit einer Plättchenaktivierung [215, 348] in Zusammenhang gebracht werden kann, vor. Ebenfalls gilt dies für die Hypertonie [19, 223, 333].

Ob dennoch, ohne Berücksichtigung von Risikofaktoren, eine besondere Subgruppe von Patienten mit sog. „lakunären" Infarkten [358] mittels Plättchenfunktion differenziert werden kann, muß weiteren Untersuchungen vorbehalten bleiben.

3.3 Gesunde Angehörige von Hirninfarktpatienten

Die volkswirtschaftliche Bedeutung eines Hirninfarktes ergibt sich aus der Inzidenz von 165,76/100000 Einwohner, wobei mit dem Überschreiten des 30., 40., 60. und 80. Lebensjahres das Krankheitsrisiko sich jeweils verdoppelt [BRD 1980, zit. nach 333].

Neben der Erkennung der disponierenden Merkmale, den Risikofaktoren, bedarf es der Überprüfung, ob nicht doch ein Merkmal wie veränderte Plättchenfunktion mehr als nur die Summe der Risikofaktoren ist [75]. Es erscheint zumindest denkbar und daher bei der volkswirtschaftlichen Dimension der Erkrankung zerebrale Ischämie auch vertretbar zu prüfen, ob nicht bereits vor einem Hirninfarkt Veränderungen der Plättchenfunktion sich als „Marker" eignen.

Risikofaktoren und Plättchenfunktionsparameter wurden daher an Verwandten I. Grades von Hirninfarktpatienten untersucht. Methodisch wurden die β-Thromboglobulinbestimmung, die Plättchenreaktivitätsmessung, die Untersuchung zur Plättchenüberlebenszeit und die Erfassung von Plättchenfaktor 4 eingesetzt.

3.3.1 β-Thromboglobulin bei Verwandten I. Grades von Hirninfarktpatienten

Untersucht wurden 40 Verwandte I. Grades von Hirninfarktpatienten, 29 weiblich und 11 männlich, im Alter von 34,2 ± 8,3 Jahren, bei denen anamnestisch keinerlei Erkrankungen von seiten des Herz-Kreislauf-Systems bestanden.

Es ergab sich ein Mittelwert von 109 ± 59,7 ng, der im Vergleich zu gesunden Probanden ohne Familienanamnese mit Gefäßprozessen mit $p < 0{,}01$ signifikant different war. Zu Hirninfarktpatienten ergab sich mit $p < 0{,}05$ ebenfalls eine Differenz (Abb. 11).

3.3.2 Plättchenreaktivität bei gesunden Verwandten I. Grades von Hirninfarktpatienten

Gerade mittels der Plättchenreaktivitätsmessung lassen sich schnell größere Kollektive untersuchen, so daß sich diese Methode als Screening bei solchen „Noch-nicht-Patienten" geradezu anbietet.

Untersucht wurden in dieser Studie 72 gesunde Probanden, deren Angehörige die Klinik für Neurologie wegen eines Hirninfarktes aufgesucht hatten. Es handelte sich um 49 weibliche und 23 männliche Probanden im Alter von 35 ± 15 Jahren.

Es ergab sich ein Mittelwert von 1,18 ± 0,28, der signifikant ($p < 0{,}01$) höher als bei gesunden Probanden ohne entsprechende Anamnese war.

Immerhin waren 20,8% der Angehörigen mit ihren Werten oberhalb des Mittelwertes + der 3fachen Standardabweichung für gesunde Probanden ohne Familienanamnese.

3.3.3 Risikofaktoren und Plättchenreaktivität bei gesunden Verwandten I. Grades von Hirninfarktpatienten

Anamnestisch zeigt sich, daß zerebrale Gefäßprozesse familiäre Häufungen zeigen [333]. Begleitend finden sich statistisch gehäuft sog. Risikofaktoren (Hypertonie, Nikotinabusus, Diabetes, Fettstoffwechselstörungen, erhöhter Hämatokrit) [121].

Es soll daher im Rahmen einer Pilotstudie untersucht werden, wie häufig bei gesunden Verwandten I. Grades von Hirninfarktpatienten nicht nur „Risikofaktoren", sondern auch bereits veränderte Plättchenfunktionen erfaßbar sind.

Es wurden 50 Angehörige von Hirninfarktpatienten, 20 männlich und 30 weiblich, klinisch und laborchemisch untersucht.

Die Verwandten I. Grades zeigten als Gruppe betrachtet eine mit $p < 0{,}01$ signifikant erhöhte Plättchenreaktivität. Bei 22% der Untersuchten fanden sich Werte außerhalb des MW + 3 s1-Bereiches der Methode. Die häufigsten Risikofaktoren waren Nikotinabusus, Erhöhung von Blutzucker und Triglyzeriden (Abb. 15). Deutlich waren die Plättchenwerte bei Probanden mit Nikotinabusus, Hypertonie und erhöhten Triglyzeriden different im Vergleich zum Normalkollektiv (Abb. 16).

Insgesamt waren nur 34% der Verwandten ohne Risikofaktoren (Abb. 17). Ein möglicher Zusammenhang zwischen der Anzahl der gefundenen Risikoparameter und der Plättchenfunktion läßt sich erst für vier und mehr Risikofaktoren vermuten (Abb. 18).

3.3.4 Plättchenüberlebenszeit bei gesunden Verwandten I. Grades von Hirninfarktpatienten

Ein Risikofaktor für ein Gefäßereignis könnte aber auch ein im Vorfeld des Ereignisses bereits gesteigerter Plättchenumsatz sein, der sich z. B. in einer verkürzten Plättchenüberlebenszeit äußern könnte.

In diese Untersuchungsreihe wurden 15 Angehörige von Hirninfarktpatienten aufgenommen, 7 männlich, 8 weiblich. Das Alter war im Mittel 28 ± 10 Jahre.

Der Mittelwert betrug 8,8 ± 2,3 Tage und war damit zwar signifikant different zu Gesunden ($p < 0{,}05$), nicht aber zu Hirninfarktpatienten.

3.3.5 Plättchenfaktor-4-Studie an Verwandten I. Grades von Hirninfarktpatienten

Untersucht wurden 29 Angehörige von Hirninfarktpatienten, 8 männlich und 21 weiblich, im Alter von 31 ± 14 Jahren.

Der Plättchenfaktor-4-Wert war 13,2 ± 12,4 ng. Damit ergab sich weder zu gesunden Probanden noch zu Hirninfarktpatienten eine signifikante Differenz.

3.3.6 Besprechung der Ergebnisse

Auch hier ergibt die Plättchenfaktor-4-Messung keine Zusatzinformation. β-Thromboglobulinwerte, aber auch die Werte aus der Plättchenreaktivitätsmessung sind höher als bei gesunden Probanden, aber im Durchschnitt signifikant niedriger als bei Hirninfarktpatienten. Immerhin zeigen nur 34% der Untersuchten keine Risikofaktoren. Dennoch ergeben sich auch bei Angehörigen ohne sog. Risikofaktoren erhöhte Werte für die Plättchenreaktivität. Nikotinabusus und Hypertonie zeigen neben erhöhten Triglyzeridwerten wieder Tendenzen zu erhöhter Plättchenreaktionsbereitschaft. Damit unterscheiden sich Angehörige von Hirninfarktpatienten zumindest laborchemisch statistisch von gesunden Probanden ohne Familienanamnese.

3.4 Dementative Prozesse

Demenzen im höheren Lebensalter, oft als schleichende Epidemie [89] bezeichnet, liegen bei ca. 10% aller über 65jährigen vor [243]. In der Bundesrepublik Deutschland waren 1980 bereits 15% aller Menschen über 65 Jahre alt, wobei ein weiterer Anstieg dieses Bevölkerungsanteiles bis zum Jahr 2000 zu erwarten ist [150].

Die Möglichkeit, eine eindeutige pathogenetische Zuordnung der Demenz zu Lebzeiten des Patienten zu treffen, um eine gezielte Therapie durchzuführen, ist derzeit nicht gegeben. Dieses führte, da viele klinische Therapiestudien vom Ansatz her auf eine der beiden Demenztypen ausgelegt sein müssen, zu widersprüchlichen Ergebnissen [195, 246], was im klinischen Alltag zu einer gewissen Resignation und einem therapeutischen Nihilismus oder einer unangemessenen Polypragmasie geführt hat.

Pathologisch-anatomisch unterteilt man – klinisch versucht man zu unterteilen – in eine Demenz vom Alzheimer-Typ (DAT) und eine sog. zerebrovaskuläre Demenz (CVI). Pathologisch-anatomisch scheint eindeutig zu sein, daß 50–60% der Demenzen der DAT und 15–20% der CVI zuzurechnen sind, wobei 20% der DAT-Patienten zusätzlich auch Hinweise auf eine CVI haben sollen [86].

Klinisch ist die Differentialdiagnose mit aufwendigen Testbatterien bisher noch nicht überzeugend gelungen [210, 284, 331]. Ein Hilfsmittel zur Differenzierung – der Hatchinski-Score [193] – wird von Ott [302] und Paal [307] sehr positiv beurteilt, von anderen Autoren [210, 342] wird allerdings die Validität dieses Instrumentes eher zurückhaltend beurteilt.

Da bei zerebrovaskulären Prozessen wie Hirninfarkt und TIA die Plättchenfunktion eindeutig betroffen ist, erscheint es durchaus denkbar, daß Unterschiede zwischen Patienten mit der klinischen Diagnose CVI und DAT aufzudecken sind, zumal davon auszugehen ist, daß nicht nur zerebrovaskuläre Ereignisse Folge einer veränderten Plättchenfunktion sein können, sondern auch zerebrale Ischämien die Plättchen aktivieren [126]; damit könnte die Plättchenfunktion zu einem „Marker" für vaskuläre Komponenten bei einer Demenz werden.

3.4.1 Die zerebrovaskuläre Insuffizienz (Demenz)

3.4.1.1 β-Thromboglobulin bei CVI-Patienten

68 Patienten im Alter von 69 ± 16 Jahren, 38 männlich und 30 weiblich, wurden in diese Untersuchung miteinbezogen.

Im Mittelwert lag der β-Thromboglobulinspiegel bei 106 ± 49. Es zeigte sich im Vergleich zu gesunden Probanden ein statistisch auf dem Level von $p < 0{,}01$ signifikant erhöhter Wert (Abb. 11).

3.4.1.2 Plättchenreaktivität-CVI-Studie

118 Patienten, die nicht mit Plättchenfunktionshemmern behandelt wurden und bei denen die klinische Diagnose CVI gestellt worden war, wurden in diese Studie mit-

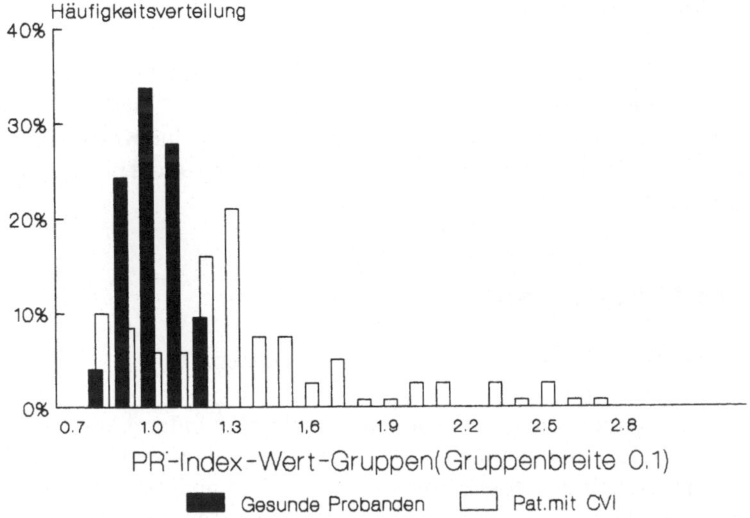

Abb. 19. Verteilung der Indexwerte bei CVI-Patienten (gesunde Probanden $n = 110$, Patienten mit CVI $n = 119$)

einbezogen. Es handelte sich um 73 Männer und 45 Frauen im Alter von 64 ± 14 Jahren.

Für diese Patienten ergab sich ein Index von 1,43 ± 0,46, der sich statistisch mit $p < 0{,}001$ vom Kollektiv der gesunden Probanden unterschied. In der Aufteilung der Werte anhand der Verteilungskurve für gesunde Probanden (Abb. 19) zeigte sich, daß 51% der Indexwerte höher als die 3fache Standardabweichung + MW für gesunde Probanden waren. 16% aller Werte waren innerhalb des MW + s1-Bereiches.

3.4.1.3 Risikofaktoren und Plättchenreaktivität bei CVI

In dieser Studie wurden insgesamt 69 Patienten, 35 weiblich, 34 männlich, im Alter von 75 ± 5 Jahren untersucht. Der Blutdruck über 160 mm Hg systolisch oder über 95 mm Hg diastolisch wurde als erhöht gewertet. HDL unter 45 bzw. 35 mg/dl wurde – obwohl die Standardisierung dieses Parameters nur bis 59 Jahre gilt [15] – ebenfalls als pathologisch gewertet. Die Auskünfte zum Nikotinabusus waren teilweise unbrauchbar und wurden somit nicht mit in dieser Erhebung verwertet. In manchen Fällen mußte aufgrund der Grunderkrankung ganz auf die Erhebung eigenanamnestischer Daten verzichtet werden.

Für 32 Patienten mit keinem der untersuchten Risikofaktoren ergab sich ein Index von 1,42 ± 0,50, für 24 Patienten mit einem Risikofaktor 1,34 ± 0,44, für 3 Patienten mit 2 Risikofaktoren 0,93 ± 2,8, für die verbleibenden komplett untersuchten 4 Patienten mit 3 Risikofaktoren war der Index 1,64 ± 0,44. Sechs Patientenbögen waren unvollständig dokumentiert. In der prozentualen Verteilung der Patienten nach den einzelnen Risikofaktoren hatten 5% einen erhöhten Blutdruck (Index = 1,43 ± 0,72), 10% einen erhöhten Blutzucker (Index = 1,35 ± 0,2) und 33% aller Untersuchten eine Erniedrigung des HDL (Index = 1,32 ± 0,37).

3.4.1.4 Plättchenreaktivität und Hatchinski-Score

66 Patienten der obigen Patientengruppe wurden anhand des Hatchinski-Scores klassifiziert. Es erfolgte eine Analyse bei einem Score von 4, 5, 6, 7, 8, und >9.

Die Mittelwerte für den Index zu den einzelnen Scores ergaben eine Korrelation von $r = -0{,}426$. Damit ergibt sich zwischen Plättchenreaktivität und Hatchinski-Score kein statistisch faßbarer Zusammenhang.

3.4.2 Demenz vom Alzheimer-Typ

3.4.2.1 Plättchenreaktivität bei Patienten mit Alzheimer-Demenz-Typ

22 Patienten erfüllten die Voraussetzung, einen Hatchinski-Score unter 4 aufzuweisen, keinerlei bekannte Gefäßrisikoparameter aufzuweisen und an einer langsamen Zunahme eines hirnorganischen Psychosyndroms zu leiden. Es handelte sich um 14 Männer und 8 Frauen im Alter von 73 ± 11 Jahren. 5 Patienten standen unter einer Behandlung mit Butyrophenonen, 2 Patienten erhielten Laevopromazin auch vor der Blutanalyse.

Der PR-Index war im Mittel 1,09 ± 0,15 und damit vom Kollektiv der gesunden Probanden nicht signifikant different. In der Verteilung für den MW + s1-Bereich der gesunden Probanden zeigte sich, daß 45% aller Werte in diesem Bereich lagen. Nur 9% der Indexwerte lagen außerhalb des MW + 3 × s1-Bereiches.

3.4.3 Besprechung der Ergebnisse

Für die CVI scheint bei erster Analyse statistisch eindeutig mit erhöhtem β-Thromboglobulinspiegel und erhöhter Plättchenreaktivität eine thrombozytäre Komponente [122] des Krankheitsbildes wahrscheinlich, was Ergebnissen von Ott et al. [302] entspricht.

Auffällig ist aber, daß bei einem unausgewählten Kollektiv von Patienten nur bei 16% die Diagnose DAT gestellt wurde und bei 84% die Diagnose CVI lautete. Tatsächlich war der Hatchinski-Score bei allen DAT-Patienten unter 4 und die Plättchenfunktion von gesunden Probanden nicht sicher different.

Berechnet man aus allen Demenzen, sozusagen ohne den Filter der „klinischen" Zuordnung der Demenz zur CVI oder zur DAT, erneut die Verteilung, so finden sich von 140 unselektierten Patienten mit der Diagnose Demenz 62 mit einer eindeutig erhöhten Plättchenreaktivität, was 44% entspricht, und 56% waren innerhalb des weit definierten Normbereiches der Methode. Diese Zahlen korrelieren zwar weder mit dem Hatchinski-Score noch mit der klinischen Diagnose, aber sie passen zu den pathologisch-anatomischen Ergebnissen, die von einer vaskulären Beteiligung bzw. Mitbeteiligung an der Demenz von maximal 40% ausgeht [86, 307, 397].

Darüber hinaus ergeben sich bei diesen Ergebnissen Parallelen zu den Befunden der zerebralen Perfusion bei Demenzen, die auch mit der klinischen Diagnose CVI oder DAT nicht korrelieren [197]. Selbst häufigere Demenzen bei Hirninfarkten [236] beweisen letztlich im Einzelfall nicht die Genese einer Demenz.

3.5 Patienten mit der Diagnose „vertebrobasiläre Insuffizienz"

Unter dieser Diagnose wird seit ca. Mitte der 50er Jahre [366, 404] eine zerebrale Funktionsstörung, die auf die A. basilaris bzw. auf die Vertebralisarterien bezogen werden kann, verstanden. Hämodynamische, aber auch embolische Faktoren werden als Ursache diskutiert, überwiegend sollen jedoch Stenosierungen der benannten Gefäßareale ursächlich sein [21].

3.5.1 Plättchenreaktivität bei Patienten mit vertebrobasilärer Insuffizienz (VBI)

Untersucht wurden 41 Patienten, 13 männlich und 28 weiblich, im Alter von 53 ± 12 Jahren mit dieser klinischen Syndromdiagnose, die zum Zeitpunkt der Untersuchung keine Behandlung mit Plättchenfunktionshemmern erhielten.

Für den Index ergab sich ein Mittelwert von 1,35 ± 0,31. Zu Gesunden war die Differenz signifikant mit $p < 0{,}001$.

In der Verteilung der Werte waren 53% oberhalb des Mittelwertes + 3 s1-Bereiches für gesunde Probanden. Innerhalb des Mittelwertes + s1-Bereiches waren 12% der gemessenen Werte.

3.5.2 Besprechung der Ergebnisse

Die gefundenen Indexwerte liegen immerhin deutlich unter denen von Hirninfarktpatienten, nur 53% der Werte finden sich außerhalb des MW + 3 s1-Bereiches. Dies kann ein weiterer Hinweis auf die Heterogenität dieser Patientengruppe [21] im Hinblick auf die Pathophysiologie sein. Bereits angedeutet wird die von der TIA oder dem Hirninfarkt oft unterschiedliche Pathogenese dieses Krankheitsbildes durch die statistische Unwirksamkeit einer Behandlung mit Aggregationshemmern bei der VBI [332]. Klinisch könnte es allerdings sehr relevant werden, gerade die Patienten herauszufinden, die zumindest im Hinblick auf die Plättchenfunktion keine Hinweise auf eine thrombozytäre Aktivierung zeigen.

3.6 Patienten mit Morbus Fabry

Die Fabry-Erkrankung ist sicher eine seltene Erkrankung mit neurologischen Komplikationen. Ihre Pathogenese, der Mangel an α-Galaktosidase, wurde 1967 von Brady et al. [55] aufgeklärt. Das beim Ab- bzw. Umbau von Zellmembranen anfallende Ceramiddihexosid oder Ceramidtrihexosid kann nicht mehr weiter verstoffwechselt werden und wird in viele Körperzellen, auch die Endothelzellen der Gefäße, eingebaut [136]. Hauptkomplikation sind Gefäßverschlüsse bei noch jugendlichen Patienten zunächst in den Akren, später auch im Zerebrum oder an den Herzkranzgefäßen. Es findet sich hier ein Modell eines Gefäßprozesses mit bekannter

Äthiopathogenese. Es sollte daher die Plättchenfunktion an einer Familie untersucht werden, die mit unterschiedlicher Ausprägung unter dieser Erkrankung leidet.

3.6.1 Plättchenreaktivität bei Morbus Fabry

Untersucht wurden 20 Patienten, die genetisch auf eine Familie zurückzuführen sind und bei denen die Diagnose M. Fabry auch laborchemisch gesichert war. 2 der untersuchten männlichen Mitglieder der Familie sind mit 32 bzw. 26 Jahren an einem Hirn- bzw. Herzinfarkt verstorben. Es handelte sich um insgesamt 4 weibliche und 14 männliche Familienmitglieder im Alter von 33 ± 15 Jahren.

Im Mittel ergab sich ein Indexwert von $1{,}16 \pm 0{,}13$. Die weiblichen Mitglieder zeigten alle Werte im Normbereich (MW + s1). 10 der männlichen Familienmitglieder zeigten Werte oberhalb des MW + 3 s1 für gesunde Probanden.

3.6.2 Besprechung der Ergebnisse

Bei dieser Patientengruppe findet sich eindeutig bei den Homozygoten vermehrt eine Erhöhung der Plättchenreaktivität. Aufgrund der Konstellation des Krankheitsbildes, bei dem bisher davon ausgegangen wurde, daß durch eine Verengung der Gefäße letztlich der vaskuläre Prozeß in Gang kommt, zeigt sich nun eine Mitbeteiligung der Thrombozyten. Dieses könnte bedeuten, daß veränderte Gefäße hier sekundär die Plättchen aktiviert haben, oder die Plättchen selbst durch den Stoffwechseldefekt aktiviert sind. Immerhin ist es denkbar, daß auch Einlagerungen in den Megakaryozyten und damit in das Plättchen stattfinden – was aber bisher nicht beschrieben wurde.

Therapeutisch ergibt sich mit diesen Befunden möglicherweise ein weiterer Ansatz, der es erlaubt, mit Plättchenfunktionshemmern eventuell das fatale finale Ereignis für die meist jugendlichen Patienten zumindest hinauszuschieben.

3.7 Das Parkinson-Syndrom

Das Parkinson-Syndrom wird – wenn eine postenzephalitische oder toxische Pathogenese nicht zu verifizieren ist – als idiopathisches oder auch als vaskuläres Parkinson-Syndrom bezeichnet. Da aber Parkinson-Patienten meist ältere Menschen sind und vaskuläre Erkrankungen häufig sind, ist es nicht unwahrscheinlich, daß vaskuläre Komponenten beim Parkinson-Syndrom als zusätzliche Erkrankung auftreten. Da histologische Kriterien [216] zu Lebzeiten des Patienten kaum zur Differentialdiagnose in Betracht kommen, ist die Möglichkeit einer vaskulären (Mit)-Verursachung des Parkinson-Syndroms sehr umstritten [64]. Während Denny-Brown [115] 1962 noch die Möglichkeit eines Überganges zwischen einem idiopathischen und vaskulären Parkinson, sozusagen als Kompromiß, vertrat, lehnt Regli [330] diese Möglichkeit eines vaskulär verursachten Parkinson-Syndroms 1983 als undenkbar ab. Fast gleichzeitig findet die vaskuläre Hypothese des Parkinson-Syndroms mit Birkmayer [39] 1984 in der Beschreibung des „Lechner-Ott“-Syndroms als Parkinson-Subgruppe wieder erneut Eingang in die pathogenetische Diskussion.

In der Tat findet sich in den Stammganglien ein System von Endarterien [335], eine Gefäßkonstruktion, die zwangsläufig sehr empfindlich auf Verschlechterung der Blutfließeigenschaften reagieren muß. Störungen der Durchblutung und des Glukosestoffwechsels im PET wurden von verschiedenen Autoren bei Patienten mit der klinischen Diagnose Parkinson-Syndrom [168, 202, 262, 303, 436] beschrieben.

Mit einer vaskulären Hypothese wäre aber nicht zu vereinbaren, daß nur der Dopaminweg gestört ist, vielmehr wäre eine globale Transmitterstörung zu erwarten.

Gerade vielschichtige Störungen des Transmittersystems bei Parkinson-Syndromen scheinen neuere Untersuchungen aber zu bestätigen [64, 271].

Wenn sicher nicht zu erwarten ist, daß die Kontroverse vaskulärer Parkinson oder idiopathischer „Parkinson plus“ [142] mit „vaskulärer“ Komponente klinisch lösbar sein kann, so könnte auch bei diesem Krankheitsbild zumindest die Möglichkeit bestehen, diejenigen Patienten herauszufinden, die zusätzlich eine veränderte Plättchenfunktion als Hinweis auf einen zusätzlichen, möglicherweise vaskulären Prozeß haben.

Methodisch wurde hierzu – neben der Bestimmung des β-Thromboglobulinspiegels – auf die Messung der Plättchenreaktivität zurückgegriffen.

3.7.1 β-Thromboglobulinspiegel bei Parkinson-Patienten

Untersucht wurden 65 Patienten im Alter von 65 ± 13 Jahren, 40 männlich und 25 weiblich. Alle Patienten nahmen zum Zeitpunkt der Untersuchung Madopar, jedoch keine Plättchenfunktionshemmer.

Im Mittel fand sich ein Wert von 96 ± 39 ng/ml, der im Vergleich zu den gesunden Probanden mit $p < 0{,}001$ signifikant höher, aber auch zu den Patienten mit TIA mit $p < 0{,}05$ niedriger ist (Abb. 11).

3.7.2 Plättchenreaktivität und Morbus Parkinson

In diese Untersuchung wurden 144 Patienten mit der klinischen Diagnose Parkinson-Syndrom – die keinerlei Medikation, die die Plättchenfunktion beeinflußt, einnahmen – aufgenommen. 100 Patienten waren männlich und 44 weiblich. Das durchschnittliche Alter betrug 61 ± 12 Jahre.

Im Mittel war die PR 1,39 ± 0,35. 57% aller Werte fanden sich oberhalb des Mittelwertes + 3 × s1 für gesunde Probanden. 17% waren innerhalb des Mittelwertes + s1-Bereiches (Abb. 20).

3.7.3 Parkinson-Patienten/Plättchenreaktivität und Risikofaktoren

Ein Teil der obengenannten Patienten, 40 männlich und 26 weiblich, im Alter von 65 ± 13 Jahren, wurde unter dem Aspekt von Gefäßrisikoparametern, aber auch

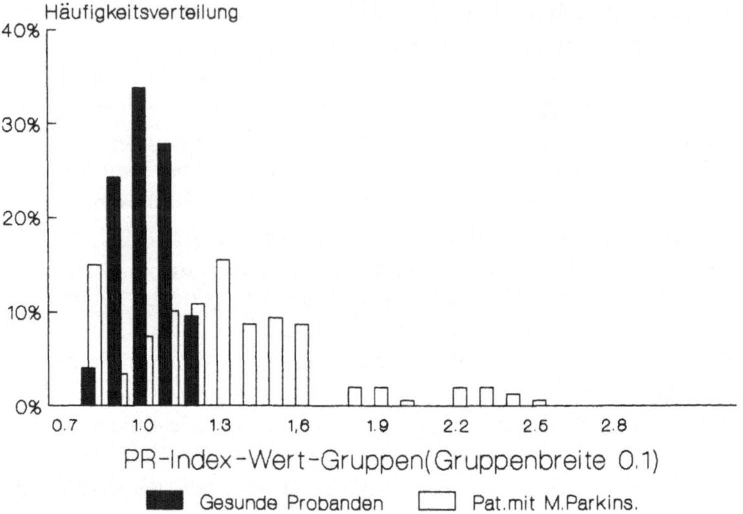

Abb. 20. Verteilung der Indexwerte bei Patienten mit einem Parkinson-Syndrom (gesunde Probanden $n = 110$, Patienten mit M. Parkinson $n = 144$)

Tabelle 17. Durchschnittswerte und einfache Standardabweichung für die Plättchenreaktivität bei Patienten mit CVI und unterschiedlichen Risikofaktorkonstellationen

Risikoparameter	Anzahl	Index
HK > 42% bzw. 47%	20	1,28 ± 0,17
Blutzucker (+)	16	1,26 ± 0,14
Blutdruck (+)	18	1,44 ± 0,37
HDL (−)	3	1,29 ± 0,11
Aktive Raucher	3	1,24 ± 0,28
Ex-Raucher	28	1,27 ± 0,41
Herz-/Hirn-Inf.	10	1,36 ± 0,41
Ohne RI-Parameter	20	1,28 ± 0,52
1 RI-Parameter	18	1,24 ± 0,20
2 RI-Parameter	12	1,26 ± 0,29
3 RI-Parameter	9	1,44 ± 0,29
>3 RI-Parameter	7	1,42 ± 0,41

unter der Fragestellung, ob bestimmte Phänomene des Parkinson-Syndroms Korrelationen mit veränderten Werten für die Plättchenfunktion zeigen, untersucht.

Erst mit 2 und mehr Risikofaktoren nimmt die Indexzahl eindeutig zu. Auffällig ist die hohe Zahl der Nichtraucher bei immerhin 43% ehemaligen Rauchern. Eindeutige Korrelationen mit der Plättchenfunktion zeigt nur die Blutdruckerhöhung (Tabelle 17).

3.7.4 Plättchenreaktivität und einzelne Parkinson-Syndrom-„Anteile"

Die für die Analyse der Risikofaktoren herangezogenen Patienten wurden zusätzlich im Hinblick auf Akinese-, Tremor- und Rigorausprägung untersucht. Weiterhin wurde auf das klinische Bestehen eines hirnorganischen Psychosyndroms geachtet.

Für die einzelnen Phänomene des Parkinson-Syndroms wie Rigor, Tremor und Akinese zeigt sich keine eindeutige Beziehung zur Plättchenreaktivität.

Für $n = 26$ Patienten mit kleinschrittigem Gangbild war der Index 1,36 ± 0,31, für 40 Patienten mit unauffälligem Gangbild 1,31 ± 0,33. Für 32 Patienten mit einem Index unter 1,25 war die Erkrankungsdauer 8,9 ± 7,5 Jahre und das Alter 63 ± 9,2 Jahre. Für 34 Patienten mit einem Index von 1,26 und höher war die Erkrankungsdauer 7,8 ± 5,8 Jahre und das Alter 62 ± 13 Jahre.

Für 18 Patienten, bei denen die klinische Diagnose eines hirnorganischen Psychosyndroms gestellt wurde, fand sich im Mittel ein Indexwert für die Plättchenreaktivität von 1,20 ± 0,12 im Gegensatz zu 48 Patienten ohne eine solche Diagnose, bei denen sich ein Index für die Plättchenreaktivität im Mittel von 1,38 ± 0,32 fand.

3.7.5 Besprechung der Ergebnisse

Wenngleich die β-Thromboglobulinwerte nicht so stark wie bei Hirninfarkt oder Patienten mit einer „TIA" verändert sind, so zeigt sich dennoch ebenso wie bei der Plättchenreaktivität eine signifikante Erhöhung der Plättchenfunktionsbereitschaft. Erst die Analyse der Häufigkeitsverteilung der Indexwerte für die Plättchenreaktivität läßt erkennen, daß 57% der Parkinson-Patienten Werte oberhalb des Normbereiches der Methode zeigen, was mit den Ergebnissen von Ott [304] durchaus in Einklang steht.

Auch bei diesem Patientenkollektiv zeigt sich wieder, daß eine Kumulation von Risikofaktoren mit einer deutlichen Erhöhung der Plättchenfunktion korreliert. Nur bei der Einzelanalyse von Risikofaktoren zeigt sich bei Hypertonie und abgelaufenem Hirninfarkt eine deutlichere Erhöhung der Plättchenreaktivität, während dieses bei den übrigen bestimmten Risikofaktoren weniger deutlich ist.

Klinisch faßbare Einzelkomponenten des Parkinson-Syndroms scheinen nicht mit besonderen Veränderungen der Plättchenfunktion einherzugehen. Auffällig ist allerdings, daß bei den Patienten mit hirnorganischem Psychosyndrom niedrige Plättchenfunktionswerte vorliegen. Dies könnte zu der Hypothese passen, daß Demenzen bei einem Parkinson-Syndrom eher als Alzheimer-Demenz-Typ aufzufassen sind [336].

Die relativ hohe Anzahl von Patienten mit veränderten Plättchenfunktionen scheint die eingangs zitierte Subklassifikation in einen „high dynamic risk parkinson" [242] durchaus zu bestätigen. Ob sich hieraus allerdings neue, differenziertere Behandlungsmöglichkeiten für Parkinson-Patienten ergeben, muß weiteren klinischen Untersuchungen vorbehalten bleiben.

3.8 Kopfschmerzsyndrome

Kopfschmerzsyndrome stellen als in sich heterogene Gruppe einen großen Teil der Patienten im neurologischen Klientel. Lediglich für die Migräne scheint derzeit eine Veränderung der Plättchenfunktion gesichert zu sein [72, 90, 97, 98, 102, 167, 182, 221, 245], wenngleich die Frage, ob eine solche Veränderung obligatorisch ist [380], offen ist. Unklar ist auch der Grund der Plättchenfunktionsveränderung bei Migränekopfschmerzen [317]. Im Extremfall wird die Migräne als Plättchenerkrankung [182, 183] eingestuft oder die Plättchenfunktionsveränderung auf einen hypothetischen migräneauslösenden Faktor [340] zurückgeführt. Weiterhin wurde auch beschrieben, daß nur während [72] und 15 Tage nach einem Migräneanfall eine Änderung des Plättchenfunktionsverhaltens zu beobachten ist.

Diese weitere Untersuchung der Plättchenfunktion an wenigen, ausreichend gut definierten und zahlenmäßig gut besetzten Kopfschmerzgruppen soll helfen, den Faktor Plättchenfunktion bei Migränepatienten während und zwischen den Anfällen einzugrenzen. Weiterhin soll die Frage der Plättchenfunktion bei den anderen Kopfschmerzgruppen zur Validisierung des Faktors „pathologische Plättchenfunktion“ ebenso wie der In-vitro-Vergleich zu „pathologischen Plättchen“ von Hirninfarktpatienten herangezogen werden.

Differenziert werden Muskelkontraktionskopfschmerz, vasomotorischer Kopfschmerz, Bing-Horton-Kopfschmerz, gewöhnliche oder gemeine Migräne, klassische Migräne, komplizierte Migräne sowie Ergotaminkopfschmerz.

Da aber wiederum deutsche, skandinavische und angloamerikanische Klassifikationen nicht miteinander übereinstimmen [380] und gerade die deutsche Klassifikation immer wieder im Fluß ist [278, 381], soll im folgenden kurz die klinisch-diagnostische Voraussetzung zur Zuordnung der Patienten in die einzelnen Gruppen beschrieben werden. Patienten mit Mischformen wurden nicht in die Untersuchung aufgenommen. Eine Sonderstellung nimmt hier allerdings der Ergotaminkopfschmerz ein. Hier kann natürlich erst im nachhinein die Zuordnung zum Muskelkontraktionskopfschmerz, zur Migräne oder zum vasomotorischen Kopfschmerzsyndrom erfolgen.

Unter *Ergotaminkopfschmerz* wurden alle Patienten zusammengefaßt, die über eine deutliche Steigerung der Frequenz bei mehr anfallsartig ablaufenden Kopfschmerzen klagten und die gleichzeitig mehr als 2mal/Woche mindestens 0,75 mg Ergotamin über mehr als 3 Monate zur Kopfschmerzkupierung einnehmen mußten.

Die Diagnose *Muskelkontraktionskopfschmerz* wurde angenommen bei einem Kopfschmerz, der sich vom Nacken aufsteigend, meist langsam zum Hinterkopf ziehend, entwickelt, mehrere Stunden bis Tage anhalten kann und teilweise mit Schulter-Arm-Syndromen kombiniert war. Übelkeit auf dem Höhepunkt des Kopfschmerzes wurde noch als mit der Diagnose vereinbar angesehen. Klinisch war neben einer unauffälligen Neurologie eine Verspannung der Halsmuskeln tastbar. Röntgenaufnahmen der HWS waren in allen Fällen unauffällig. Therapeutisch fand sich ein gutes Ansprechen auf physikalische Maßnahmen.

Von einem *vasomotorischen Kopfschmerz* (Cephalaea vasomotorica Bing) wurde ausgegangen, wenn die Kopfschmerzen eher frontal ein- oder beidseitig lokalisiert waren, bei Bücken und Pressen zunahmen und als pulsierend beschrieben wurden, aber nicht anfallsweise auftraten, sondern eher häufiger, täglich oder mehrfach täglich bestanden. Lichtscheu oder Lärmempfindlichkeit wurden als mit der Kopfschmerzform vereinbar angesehen.

Der Gruppe *„(all)gemeine oder gewöhnliche Migräne“* wurden Patienten zugeordnet, bei denen der Kopfschmerz anfallsartig, nicht mehr als 2mal/Woche auftrat, nicht länger als 48 h andauerte und Begleitsymptome zeigte. Neben Lärm- und Lichtempfindlichkeit stützen Übelkeit und Erbrechen bei zumindest den meisten Anfällen eines jeden Patienten sowie positive Familienanamnese die Diagnose.

Eine *klassische Migräne* wurde nur dann angenommen, wenn zusätzlich eindeutige Flimmerskotome beschrieben werden konnten.

Von einer *komplizierten Migräne* wurde nur gesprochen, wenn die Anfälle mit einer fokal neurologischen Symptomatik, wie z.B. Hemiparese oder Hemihypästesie, abliefen.

Ein *Bing-Horton-Syndrom* oder Clusterkopfschmerz wurde angenommen, wenn ein zeitlich kumulierter, anfallsartiger Kopfschmerz mit Augenrötung, Laufen der Nase und meist mehrfachen Rezidiven pro 24 h beobachtet werden konnte, die oft aus dem Schlaf heraus auftraten und selten 2 h überdauerten.

Bei Migränepatienten wurde getrennt im kopfschmerzfreien Intervall und im Anfall untersucht. Bing-Horton-Patienten wurden nur während einer Anfallserie untersucht.

Für alle Kopfschmerzpatienten ergab sich mit $1{,}25 \pm 0{,}3$ eine deutliche ($p < 0{,}001$) Erhöhung der Plättchenreaktivität im Vergleich zu gesunden Probanden. Da eine solche globale Aussage nichts zur Einordnung des Faktors Plättchenfunktion bei Kopfschmerzen beitragen kann, wurden syndromorientierte Einzelanalysen durchgeführt (Abb. 21).

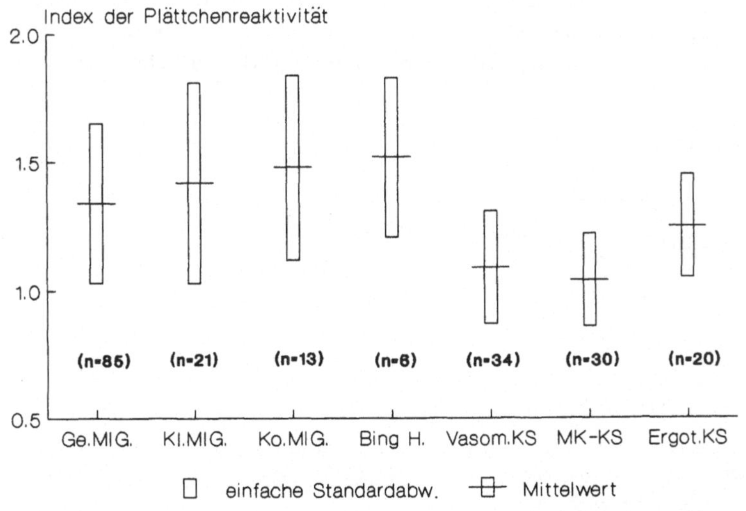

Abb. 21. Plättchenreaktivität bei verschiedenen Kopfschmerzformen im freien Intervall: *Ge. MIG.* gemeine Migräne, *Kl. MIG.* klassische Migräne, *Ko. MIG.* komplizierte Migräne, *Bing H.* Bing-Horton-Kopfschmerz, *Vasom. KS* vasomotorischer Kopfschmerz, *MK-KS* Muskelkontraktionskopfschmerz, *Ergot. KS* Ergotamin-Kopfschmerz

Methodisch wurde neben der Bestimmung von β-Thromboglobulin und der Messung der Plättchenreaktivität bei der Gruppe der Patienten mit Migräne auch die Veränderung von Serotonin und β-Thromboglobulinspiegel in vitro sowie die Aktivität des Plättchenprostaglandinstoffwechsels untersucht.

3.8.1 Der vasomotorische Kopfschmerz

Untersuchungen wurden bei dieser Kopfschmerzgruppe einmal mit Hilfe der β-Thromboglobulin-Bestimmung und weiterhin mit der Bestimmung der Werte für die Plättchenreaktivität durchgeführt.

3.8.1.1 β-Thromboglobulinstudie bei Patienten mit vasomotorischem Kopfschmerz

Es handelt sich insgesamt um ein Kollektiv von 15 Patienten, 10 weiblich und 5 männlich, im Alter von 49 ± 12 Jahren, bei denen der β-Thromboglobulinwert bestimmt wurde.

Für β-Thromboglobulin ergab sich ein Mittelwert von 55 ± 20 ng/ml. Signifikante Differenzen zwischen Männern und Frauen ergaben sich nicht. Im Vergleich zum Kollektiv der gesunden Probanden fand sich kein signifikanter Unterschied (Abb. 11).

3.8.1.2 Patienten mit vasomotorischem Kopfschmerz und Plättchenreaktivität

Bei 34 Patienten, 22 weiblich und 12 männlich, wurde die Plättchenreaktivität bestimmt. Das Alter dieser Gruppe betrug 41 ± 14 Jahre.

Für die Plättchenreaktivität ergab sich ein Wert von 1,09 ± 0,22. Zwischen Männern und Frauen ergaben sich keine signifikanten Differenzen. Im Vergleich zum Normalkollektiv ergab sich mit $p < 0,05$ noch eine signifikante Differenz. Im Vergleich zum Migränekollektiv war die Differenz mit $p < 0,001$ deutlicher. Im Ver-

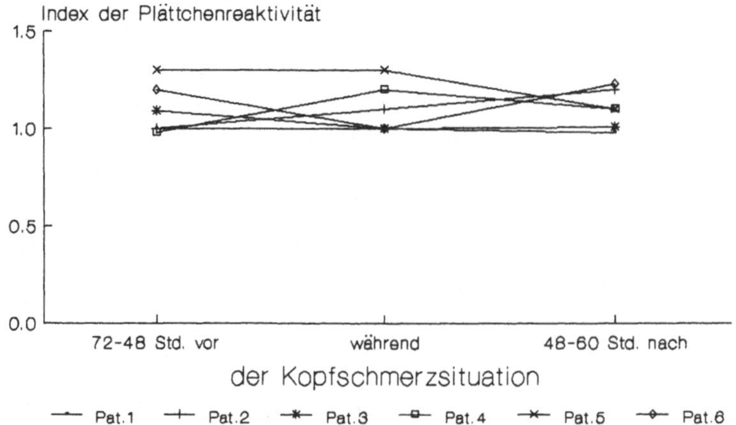

Abb. 22. Plättchenreaktivität vor, während und nach einem vasomotorischen Kopfschmerz (die Linien verbinden die Werte der drei Meßpunkte von insgesamt 6 Patienten)

gleich zu Patienten mit Muskelkontraktionskopfschmerzen ergab sich keine statistisch faßbare Differenz. Die Verteilung der Einzelwerte ist im wesentlichen mit dem Kollektiv gesunder Probanden identisch.

3.8.1.3 Plättchenreaktivität im Verlaufe eines vasomotorischen Kopfschmerzes

Bei 6 weiblichen Patienten im Alter von 28 ± 5 Jahren wurde vor, während einer Schmerzphase und 2 Tage nach einem Kopfschmerz untersucht (Abb. 22).

3.8.2 Die Migräne

3.8.2.1 β-Thromboglobulinspiegel im Migräneintervall

β-Thromboglobulin wurde an 25 Patienten mit gemeiner Migräne im Alter von 35 ± 14 Jahren (6 männlich und 19 weiblich) und an 10 Patienten im Alter von 37 ± 12 Jahren, alle weiblich, mit klassischer Migräne untersucht.

Für die Patienten mit gemeiner Migräne war der β-Thromboglobulinspiegel mit 60 ± 25 ng nicht von gesunden Probanden signifikant different; zu den Patienten mit klassischer Migräne mit einem Wert von 72 ± 27 ng waren signifikante Differenzen auch nicht festzustellen. Hingegen konnte zwischen gesunden Probanden und Patienten mit klassischer Migräne eine Differenz aufgezeigt werden ($p < 0,05$) (Abb. 11).

3.8.2.2 Plättchenreaktivität-Migräne-Studie (Intervallwerte)

Von 119 Bestimmungen der Plättchenreaktivität bei Migränepatienten (22 männlich und 97 weiblich) im Alter von 35 ± 14 Jahren ohne Therapie mit Thrombopathifikanzien konnten 85 (15 männlich und 70 weiblich) im Alter von 34 ± 12 Jahren als

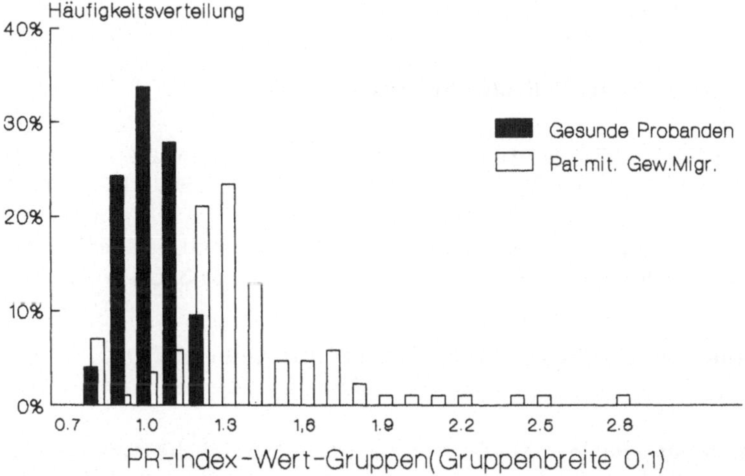

Abb. 23. Verteilung der Indexwerte bei gewöhnlicher Migräne (gesunde Probanden $n = 110$, Patienten mit gewöhnlicher Migräne $n = 85$)

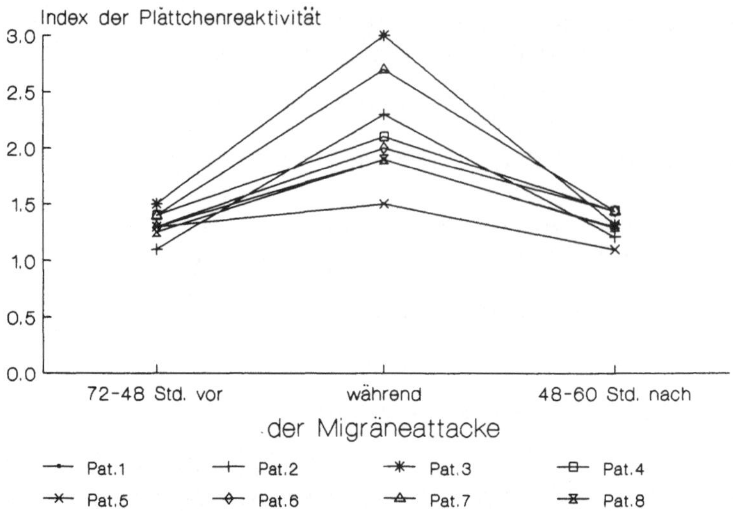

Abb. 24. Plättchenreaktivität und Migräneattacke (die Linien verbinden die Werte der drei Meßpunkte von insgesamt 8 Patienten)

gemeine Migräne klassifiziert werden. Von einer klassischen Migräne waren 21 (6 männlich und 15 weiblich) im Alter von 38 ± 17 Jahren betroffen. Die Diagnose Migraine accompagnée oder komplizierte Migräne ließ sich bei 13 Patienten (1 männlich, 12 weiblich) im Alter von 37 ± 16 Jahren stellen.

Die Plättchenreaktivität war für alle Migränepatienten mit einem Index von 1,37 ± 0,30 erhöht. Die Differenz zu Gesunden, aber auch zu Patienten mit Muskelkontraktions- oder vasomotorischem Kopfschmerz war mit $p < 0{,}001$ signifikant. Für die Patienten mit gemeiner Migräne war der Wert 1,34 ± 0,31 (Abb. 23). Bei den Patienten mit klassischer Migräne fand sich ein Wert von 1,42 ± 0,39, bei Patienten mit komplizierter Migräne war der Intervallwert 1,48 ± 0,36. Die verschiedenen Indexwerte zeigten untereinander keine signifikanten Differenzen.

3.8.2.3 Plättchenreaktivität bei Patienten im Migräneanfall

Im Gegensatz zu diesen Untersuchungen im anfallsfreien Intervall wurden 8 Patienten 72–48 h vor einem Migräneanfall, während eines Anfalls und 48–60 h nach einem Anfall untersucht.

Es handelte sich hier um 2 Patienten mit gemeiner Migräne und 6 Patienten mit klassischer Migräne im Alter von 28 ± 10 Jahren, alle weiblich (Abb. 24).

3.8.2.4 Veränderung der Migräneplättchen durch In-vitro-Aufbereitung der Plättchen

An 10 der Patienten mit gemeiner Migräne (1 männlich, 9 weiblich) im Alter von 38 ± 13 Jahren wurde die β-Thromboglobulin-Freisetzung unter einer standardisierten Plättchenpräparation untersucht. An den beschriebenen 10 Patienten wurde

Tabelle 18. Signifikanzen in den Veränderungen des β-Thromboglobulinspiegels in Abhängigkeit von der Plasmaaufarbeitung (s. Tabelle 6) bei 10 Migränepatienten

	1	2	3	4	5	6	7	8
2	**	/						
3	***	*	/					
4	***	***	ns	/				
5	***	***	*	ns	/			
6	***	***	***	***	***	/		
7	***	***	***	***	***	ns	/	
8	***	***	***	***	***	***	***	/
9	***	***	***	***	***	***	***	ns

Ergebnisse der Untersuchung auf Signifikanz zwischen den einzelnen Manipulationsschritten: ns = nicht signifikant; * = $p<0{,}05$; ** = $p<0{,}01$; *** = $p<0{,}001$

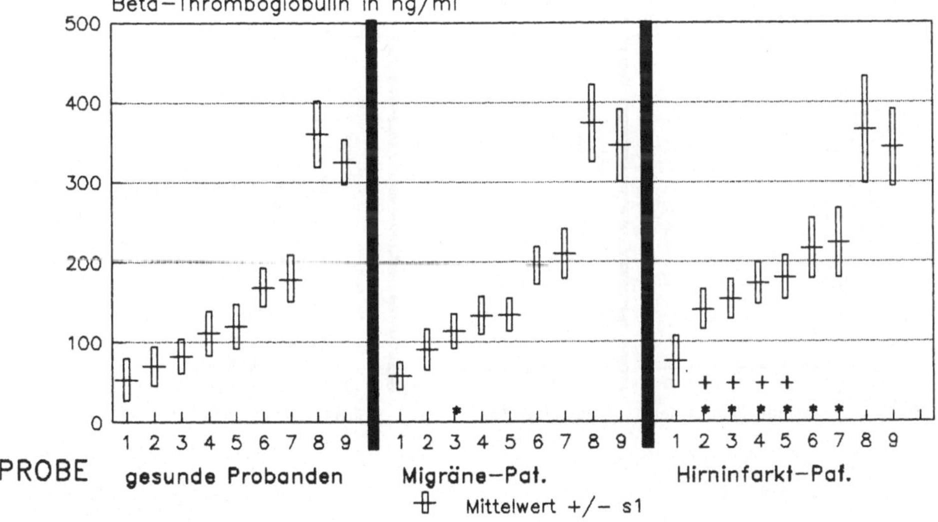

Abb. 25. β-Thromboglobulin bei verschiedenen Aufbereitungsschritten

ebenfalls neben der β-Thromboglobulin-Untersuchung der Plättchen-Serotoningehalt und seine Veränderung unter der standardisierten Plättchenpräparation bestimmt (s. Tabelle 6).

Unter dem standardisierten Präparationsstreß zur Bereitung von PRP war bei 10 der Patienten mit gewöhnlicher Migräne aber eine deutlichere Differenz zu gesunden Probanden festzustellen (Tabelle 18, Abb. 25). Der bei 10 Patienten bestimmte Plättchenserotoningehalt nahm unter der Plättchenpräparation vergleichbar gesunder Probanden mit zunehmender Manipulation ab (Tabelle 19, Abb. 26).

Tabelle 19. Signifikanzen in den Veränderungen des Serotonins in den Plättchen in Abhängigkeit von der Plasmaaufarbeitung (s. Tabelle 6) bei Migränepatienten

	1	2	3	4	5	6	7	8
2	ns	/						
3	ns	ns	/					
4	ns	ns	*	/				
5	ns	ns	ns	ns	/			
6	ns	ns	ns	ns	ns	/		
7	ns	*	**	ns	ns	ns	/	
8	***	***	***	***	***	***	**	/
9	***	***	***	***	***	***	***	**

Ergebnisse der Untersuchung auf Signifikanz zwischen den einzelnen Manipulationsschritten: ns = nicht signifikant; * = $p<0{,}05$; ** = $p<0{,}01$; *** = $p<0{,}001$

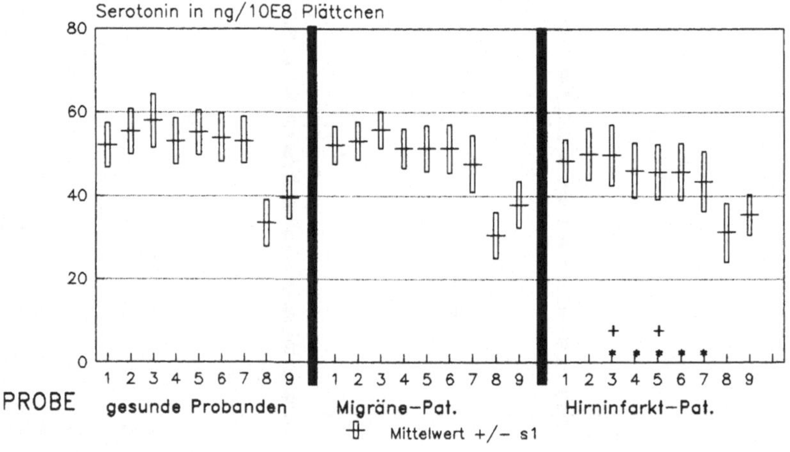

Abb. 26. Plättchen-Serotoningehalt bei verschiedenen Aufbereitungsschritten

3.8.2.5 Plättchen-Prostaglandinsynthese-Studie bei Migränepatienten

Die Bildung von Malondialdehyd nach Kollagenstimulation als meßbarer Parameter des Plättchenprostaglandinstoffwechsels wurde an 21 Patienten mit klassischer Migräne, 16 weiblich und 5 männlich, im Alter von 36 ± 11 Jahren untersucht. Alle Patienten waren zum Zeitpunkt der Untersuchung im anfallsfreien Intervall.

Die Malondialdehyd(MDA)-Synthese war für 21 Patienten mit klassischer Migräne mit einem Wert von $3{,}63 \pm 1{,}52$ nmol/10^9 Thrombozyten und damit im Vergleich zu gesunden Probanden (Wert: $3{,}56 \pm 0{,}96$ nmol/10^9 Plättchen) nicht signifikant different.

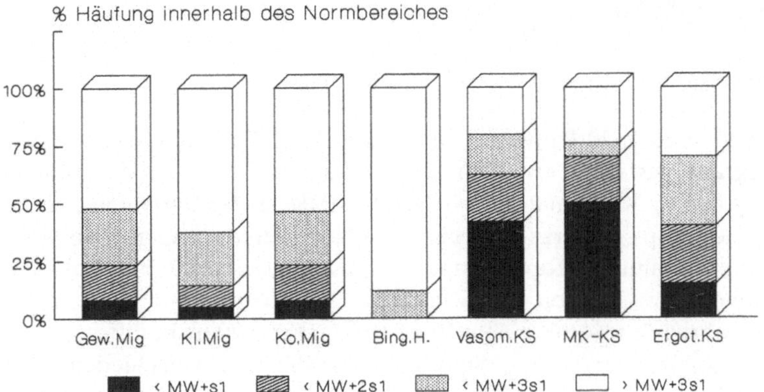

Abb. 27. Verteilung der PR-Indexwerte von 209 Kopfschmerzpatienten, differenziert nach Unterdiagnosen im Normbereich* (*MW* Mittelwert, *s1* einfache Standardabweichung)

3.8.3 Der Cluster-Kopfschmerz

3.8.3.1 Bing-Horton-Syndrom (Cluster-Kopfschmerz) und Plättchenreaktivität

Bei 6 männlichen Patienten im Alter von 40 ± 12 Jahren wurde die Plättchenreaktivität zwar im anfallsfreien Zustand, aber während eines Clusters untersucht.

Es zeigte sich für die Plättchenreaktivität ein Wert von 1,52 ± 0,31, der nicht signifikant von den Werten der Migränegruppe, wohl aber signifikant von der Gruppe der Gesunden und der Patienten mit vasomotorischen Kopfschmerzen zu differenzieren war. Die Verteilung der Werte im Normbereich der Methode zeigt noch deutlicher die Verschiebung der Patientenwerte (Abb. 27).

3.8.4 Der Muskelkontraktionskopfschmerz

3.8.4.1 Muskelkontraktionskopfschmerz und Plättchenreaktivität

30 Patienten im Alter von 38 ± 15 Jahren, 10 männlich und 20 weiblich, bei denen klinisch nur ein Muskelkontraktionskopfschmerz bestand, wurden dieser Gruppe zugerechnet. Bestimmt wurde lediglich die Plättchenreaktivität.

Mit einem Wert von 1,04 ± 0,18 war ein sicherer Unterschied zu der Gruppe der gesunden Probanden, aber auch zu den Patienten mit vasomotorischem Kopfschmerz nicht gegeben. Mit $p < 0{,}001$ differierten die Werte im Vergleich zu der Gruppe mit der Diagnose Migräne statistisch signifikant (Abb. 21). Unterschiede zwischen Männern und Frauen fanden sich nicht.

3.8.5 Ergotaminkopfschmerz

3.8.5.1 Ergotaminkopfschmerz und Plättchenreaktivität

Unter diese Gruppe wurden 20 Patienten subsumiert, bei 6 Patienten wurde später die Diagnose Migräne gestellt, bei 4 Patienten bestand nach Entzugsbehandlung eine gemeine Migräne in Kombination mit einem MKK, 5 der Patienten wurden dem vasomotorischen Kopfschmerz zugerechnet, 5 Patienten litten nach Ergotaminentzug noch an einem Spannungskopfschmerz. Es handelte sich um 7 männliche und 13 weibliche Patienten im Alter von 42 ± 8 Jahren.

Die Plättchenreaktivität war mit einem Wert von 1,25 ± 0,20 nicht different zum globalen Wert der Kopfschmerzgruppe. Signifikant war der Wert verschieden zu gesunden Probanden ($p < 0{,}001$), aber auch zu Migränepatienten ($p < 0{,}001$). Auch zu MKK und vasomotorischem Kopfschmerz war mit $p < 0{,}05$ eine signifikante Differenz. Bei einer Nachuntersuchung konnten nach Diagnosestellung 10 Patienten mit Migräne zusammengefaßt werden. Hier ergab sich ein Mittelwert von 1,39 ± 0,19 im Vergleich zu den restlichen Patienten mit einem Wert von 1,06 ± 0,13 (Abb. 21, Abb. 27).

3.8.6 Besprechung der Ergebnisse

Der Vergleich der hier gewonnenen Ergebnisse mit anderen Autoren ist nicht ohne weiteres möglich, da in den meisten Arbeiten die Klassifikation des Kopfschmerzes nach dem Ad Hoc Committee [5] erfolgte, die zumindest im Bereich der gewöhnlichen Migräne den hier als vasomotorisch bezeichneten Kopfschmerz mit einschließt oder diesen teilweise im Rahmen des MKK mit einstuft, was zu einer diagnostischen Unschärfe in allen Kollektiven führt.

Vergleicht man hier die drei Migränegruppen (gewöhnliche Migräne, klassische Migräne und komplizierte Migräne) miteinander im Hinblick auf die Plättchenreaktivität, aber auch im Hinblick auf den β-Thromboglobulinspiegel, so zeigen sich keine signifikanten Unterschiede. Der vasomotorische Kopfschmerz zeigt signifikant geringere Indexwerte, die sich gerade noch signifikant von gesunden Probanden unterscheiden. Dieses dürfte am ehesten als Folge einer doch nicht ganz exakten klinischen Zuordnung einzustufen sein [171]. Das Problem der klinisch unscharfen Diagnose wurde möglicherweise nur von der Gruppe der Patienten mit der Diagnose gewöhnliche Migräne in das Kollektiv der Patienten mit den als vasomotorisch bezeichneten Kopfschmerzen verschoben.

Der MKK hingegen zeigt im Vergleich zu gesunden Probanden keinerlei signifikante Veränderungen. Der Ergotaminkopfschmerz scheint im Hinblick auf die Plättchenfunktion erst nach Stellung der Diagnose der zugrundeliegenden Kopfschmerzen (MKK oder Migräne) nachvollziehbare Veränderungen in der Plättchenreaktivität aufzuweisen. Der Bing-Horton-Kopfschmerz scheint sich in bezug auf eine Veränderung der Plättchenreaktivität von der Migräne nicht zu unterscheiden.

Unterschiede im Verhalten der Plättchen bei Migräne und vasomotorischem Kopfschmerz lassen sich auch im Anfallsverlauf aufzeigen. Hier zeigt sich bei Migränepatienten ein Anstieg im Anfall, was mit dem Verhalten der Plättchen bei der TIA sehr ähnlich zu sein scheint und mit anderen Untersuchungen im Einklang steht [102]. Im vasomotorischen Kopfschmerz-„Anfall" zeigt sich jedoch keinerlei Plättchenfunktionsveränderung.

Dennoch scheinen die Plättchen der Migränepatienten eher in ihrer Irritierbarkeit während der Plättchenaufarbeitung zur Aggregationsmessung in ihrem Verhalten den Plättchen Gesunder zu gleichen und erst bei extremer Manipulation ein eher den Gefäßpatientenplättchen ähnliches Verhalten anzunehmen. Die MDA-Studie unterstreicht, daß auch im Prostaglandinstoffwechsel der Plättchen zwischen Gesunden und Migränepatienten kein Unterschied besteht, der im Sinne einer erhöhten Plättchenfunktion deutbar ist [145, 389].

Trotzdem gibt es zahlreiche klinische Hinweise, daß aus einer langjährigen Migräneanamnese ein Hirninfarkt auch bei jungen Patienten auftritt [47, 99, 123, 206, 209, 382, 417]. Leider ist aus den meisten Literaturstellen nicht sicher zu ersehen, daß tatsächlich eine Migräne vorlag und nicht rezidivierende transitorisch ischämische Attacken [266, 341] mit Kopfschmerzen bestanden, so daß diese retrospektiven Studien letztlich schlecht für eine Ähnlichkeit von Migräne und Hirninfarkt heranzuziehen sind.

Die klinisch wichtige Frage, ob Migräne immer mit einer veränderten Plättchenfunktion einhergeht, läßt sich aus den β-Thromboglobulinmessungen nicht beantworten. Unter Berücksichtigung der Plättchenreaktivität läßt sich zwar feststellen, daß eine normale Plättchenreaktivität bei Migräne mit nur 9,2% der Fälle innerhalb des Bereiches MW + s1 für gesunde Probanden unwahrscheinlich ist. Aber im >MW + 3s1-Bereich des Kollektives aus gesunden Probanden finden sich nur 52,9% aller Meßwerte, so daß mit dem Parameter Plättchenreaktivität eine Sicherung der Diagnose nicht möglich ist. Ein Muskelkontraktionskopfschmerz mit einer erhöhten Plättchenreaktivität ist eher unwahrscheinlich – es sei denn, andere Begleiterkrankungen liegen vor.

Eindeutig zeigen sich die Ergebnisse mit einer immer erhöhten Plättchenfunktion nur beim Bing-Horton-Syndrom. Hier muß aber eingeschränkt werden, daß alle Patienten während einer Anfallsserie untersucht wurden und nicht wie bei der Migräne im kopfschmerzfreien Intervall. Dennoch scheinen sich die hohen Werte für die Plättchenfunktion mit den Ergebnissen von Cananzi et al. [78] und Titus et al. [395] zu decken.

Zweifelsfrei bleibt aber auch aus den hier vorgestellten Ergebnissen die hohe Wahrscheinlichkeit einer Plättchenfunktionsveränderung nicht nur während eines Migräneanfalles [38, 155], sondern auch im kopfschmerzfreien Intervall [72]. Eine Subsumierung dieses Phänomens im Rahmen der derzeitigen Vorstellungen zur Pathophysiologie der Migräne ist nicht ohne weiteres möglich.

Die hier gemessene erhöhte Plättchenfunktion kann keinesfalls als Beweis, daß die Migräne eine Bluterkrankung [182] ist, gelten. Selbst die Erhöhung der Plättchenreaktivität während des Migräneanfalles, kann ein Sekundäreffekt sein und muß nicht bedeuten, daß Plättchen aggregierten und eine „Migräne-Ischämie" [11] verursachen. Es kann ebensogut umgekehrt sein, denn eine zerebrale Minderperfusion führt nicht nur zu einer erhöhten Plättchenreaktivität, sondern auch konsekutiv zu einer Anreicherung von radioaktiv markiertem Plättchenserotonin in der experimentell minderperfundierten Hemisphäre [126].

Eine solche Interpretation der gewonnenen Ergebnisse ist gut mit der Hypothese der „spreading depression“ [153, 241] und koinzidenten Veränderungen des Blutflusses [242, 299] vereinbar. Folge einer neuronal ausgelösten „Ischämie“ müßte für die Plättchen in diesem Gebiet Stase und Aggregation und letztlich Gefäßverschluß bedeuten.

Theoretisch könnte das Plättchen sich durch eine Serotoninfreisetzung „helfen“, da Serotonin in den nunmehr neurogen veränderlichen Gefäßen den Noradrenalineffekt umkehren und damit eine Weitstellung derselben verwirklichen kann [407]. Selbst wenn wirklich nur in den Arteriolen ein solcher Mechanismus greifen sollte [112, 130], dann könnte das Ausmaß der Ischämie auf die Plättchen deutlich gelindert werden – ein Mechanismus, der theoretisch die Läsion eines Hirninfarktes sinnvoll begrenzen helfen könnte, bei einer „spreading depression“ auch bei maximaler Leistung aber nur lokale Erfolge erreichen kann. Damit käme es zu Ischämien und unregelmäßig dazwischen zu Hyperperfusionen, was mit früheren Xenonuntersuchungen [261, 292, 368], aber auch den Ergebnissen von Wolf [435] und Heyck [204] vereinbar ist. Auch die rheoenzephalographischen Befunde von Soyka [379] passen in ein solches Bild, ebenso wie die verminderte CO_2-Ansprechbarkeit im Migränegebiet während des Anfalles [368] und die Veränderung des Noradrenalinspiegels [163] während des Anfalles, der sogar gut die Beobachtung der Blässe bei gleichzeitig vermehrtem Blutfluß in der A. carotis erklären könnte.

Aber nicht nur die vaskuläre [62], d.h. die Serotoninhypothese [116], und die neuronale Hypothese [38, 66] ergänzen sich in einem solchen Bild, in dem die Migräneauslösung zwar neuronal, der Schmerz aber ein Phänomen eines Blutumverteilungsdesasters während eines Darniederliegens einer lokalen zerebralen Autoregulation [368] sein könnte, sondern auch die klinische Erfahrung, daß nur zu Beginn eines Migräneanfalles wirksam therapiert werden kann.

Was bleibt, ist die Frage: „Was bedeutet die veränderte Plättchenfunktion im Intervall, die allerdings bei ca. 10% der untersuchten Patienten – geht man von einer gesicherten Diagnosestellung aus [171] – nicht nachzuweisen war?“

Bleibt man bei dem oben skizzierten Bild, dann könnte eine permanente Plättchenveränderung bedeuten, daß von seiten der Plättchen permanent gegen lokal

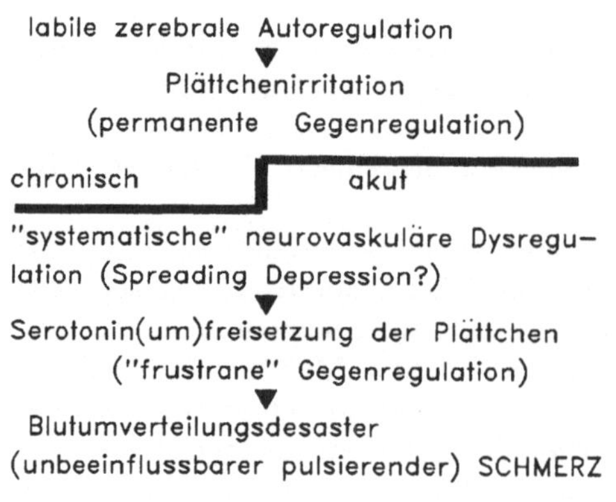

Abb. 28. Migräne, zerebrale Autoregulation und Thrombozytenfunktion

überschießende neuronal verursachte „Ischämien“, die klinisch stumm bleiben, gegenreguliert wird.

Damit wäre der hohe Energiegehalt der Migräne-Patienten-Plättchen, der für eine Serotoninaufnahme notwendig ist, auch gut erklärbar [183] (Abb. 28).

Passend zu einer solchen Hypothese einer permanent vorhandenen Minderfunktion der zerebralen Autoregulation könnte ein mittels der ^{125}J-Amphetamin-Hirnszintigraphie gewonnener Befund sein, der eine Perfusionsstörung bei Migränepatienten mit Accompagnée-Anfällen im anfallsfreien Intervall in den Bezirken, denen eine neurologische Symptomatik im Anfall topographisch zuzuordnen ist [356], zeigt.

Eine solche Einordnung der Interaktion Plättchen–Gefäßwand in die Migränehypothese eröffnet die Möglichkeit, viele klinisch unverständlich erscheinende Beobachtungen während der Migräne zu erklären [172]. Selbst für Zyklusabhängigkeit [56, 267] und vermehrte Häufung der Migräne [205] bei Frauen sowie das häufige Sistieren der Anfälle in der Menopause ließe sich eine Erklärung in der zyklusabhängigen permanenten Veränderung der Serotoninrezeptoren [314] am Plättchen finden.

3.9 Die multiple Sklerose

Die Encephalomyelitis disseminata (ED), ein Krankheitsbild, dessen Pathogenese noch Gegenstand von Spekulationen ist, wurde von der Arbeitsgruppe Prosiegel et al. [323] als auf einer Plättchenfunktionsstörung basierend aufgefaßt, zumal in den Venen der perivaskulären Infiltrationen vermehrt Plättchenaggregate beschrieben wurden [324]. Diese Arbeitsgruppe zeigte mit dem PAT nach Breddin [58] eine erhöhte Plättchenfunktion für Patienten mit Encephalomyelitis disseminata. Im Rahmen einer Studie soll daher dieser Vorstellung anhand von Patienten mit Encephalomyelitis disseminata im akuten Schub nachgegangen werden.

3.9.1 Plättchenreaktivität und multiple Sklerose

Untersucht wurden 48 Patienten, 18 männlich, 30 weiblich, im Alter von 39 ± 18 Jahren, die die Klinik wegen eines akuten Schubes einer gesicherten ED aufsuchten. Die Blutentnahme erfolgte jeweils zu Beginn der stationären Aufnahme.

Der Indexwert war mit 1,04 ± 0,15 nicht signifikant von gesunden Probanden different. Unterschiede zwischen Männern und Frauen waren nicht festzustellen.

3.9.2 Besprechung der Ergebnisse

Die hier gefundenen Daten lassen die Interpretation der ED als Plättchenerkrankung [98] nicht zu. Nicht einmal von einer unspezifischen Aktivierung der Plättchen, die bei vielen Infekten vorkommen kann, läßt sich nach den hier gewonnenen Daten ausgehen.

Es muß vielmehr davon ausgegangen werden, daß bei der Encephalomyelitis disseminata eine lokalisierte Entzündung stattfindet – dem widerspricht das Auftreten histologisch sichtbarer Plättchenanreicherungen im Entmarkungsgebiet nicht [324]. Dennoch erscheint mit den hier gewonnenen Ergebnissen eine ASS-Therapie der multiplen Sklerose [323] schwerlich untermauerbar.

3.10 Polyneuropathische Syndrome

Polyneuropathien sind zwar klinisch zu 30% [40] in ihrer Ursache nicht zu klären, aber ein Teil der Polyneuropathien, nämlich die diabetischen, sind häufig untersucht und meist klar von anderen differenzierbar. Dieses Krankheitsbild erlaubt daher gezielt Plättchenfunktionswerte für den Risikofaktor Diabetes zu erstellen, zumal bei ca. 30% aller PNP-Erkrankungen der Diabetes mellitus ursächlich sein dürfte [348], und auf der anderen Seite zu eruieren, ob noch bei anderen PNP-Formen Plättchenfunktionsveränderungen bestehen.

3.10.1 Plättchenreaktivität und Polyneuropathie

Untersucht wurden insgesamt 71 Patienten, die die Klinik für Neurologie zur Frage der PNP aufsuchten. Es handelte sich um 44 männliche und 27 weibliche Patienten

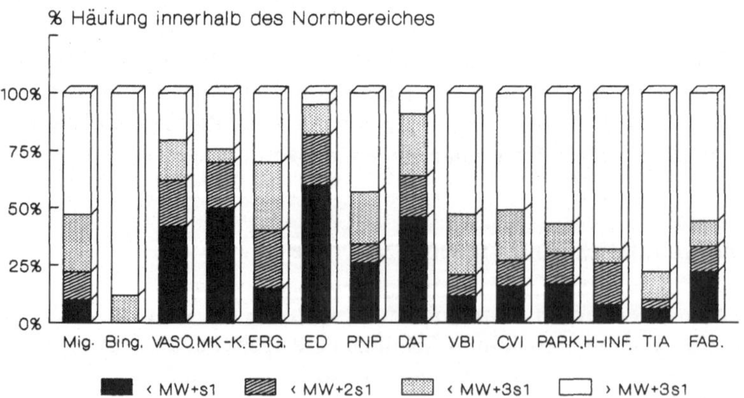

Abb. 29. Verteilung der PR-Indexwerte bei 14 verschiedenen neurologischen Krankheitsbildern im Normbereich* der Methode: *Mig.* Patienten mit Migräne, *Bing.* Patienten mit Bing-Horton-Kopfschmerzsyndrom, *VASO.* Patienten mit vasomotorischem Kopfschmerzsyndrom, *MK-K.* Patienten mit Muskelkontraktionskopfschmerz, *ERG.* Patienten mit Ergotaminkopfschmerz, *ED* Patienten mit Encephalomyelitis disseminata, *PNP* Patienten mit polyneuropathischem Syndrom, *DAT* Patienten mit Demenz von Alzheimer-Typ, *VBI* Patienten mit vertebrobasilärer Insuffizienz, *CVI* Patienten mit zerebrovaskulärer Insuffizienz, *PARK.* Patienten mit Parkinson-Syndrom, *H-INF.* Patienten mit Hirninfarkt, *TIA* Patienten mit transitorisch-ischämischer Attacke, *FAB.* Patienten mit M. Fabry, *MW* Mittelwert, *s1* einfache Standardabweichung

im Alter von 57 ± 18 Jahren. 38 Patienten (24 männlich und 14 weiblich) im Alter von 59 ± 20 Jahren hatten klinisch eine diabetische PNP.

Der Index war im Mittel 1,35 ± 0,40 für alle Patienten (die Verteilung zeigt Abb. 29), für die 38 Patienten mit diabetischer Polyneuropathie aber 1,49 ± 0,47 und für die verbleibenden Patienten 1,17 ± 0,24. In der Verteilung im Bereich der Normalverteilung für gesunde Probanden wird noch deutlicher, wie sich der Faktor Diabetes auf die Plättchenreaktivität auswirkt. Während 63% der Patienten mit diabetischer PNP oberhalb des Mittelwert + 3s1-Bereiches gesunder Probanden liegen, ist dies nur bei 24% aller Werte der verbleibenden Patienten der Fall.

3.10.2 Besprechung der Ergebnisse

In dieser Studie wird die bekannte Bedeutung des Risikofaktors Diabetes [215] für die Plättchenfunktion deutlich, denn subtrahiert man diese PNP-Fälle, so ist die Plättchenreaktivität für die übrigen Patienten fast normal. Es erscheint somit eher unwahrscheinlich, daß allgemein mit der Diagnose PNP sich eine Plättchenfunktionsveränderung verbinden läßt. Vielmehr bedarf es hier offensichtlich spezifischer Grunderkrankungen.

Aber auch im Hinblick auf die Hypothese der vaskulären Genese der diabetischen PNP [399] dürfte dieses Ergebnis von Bedeutung sein. Es könnte sich aber auch um die zufällige Koinzidenz zweier unterschiedlicher, aber häufiger Krankheitsfolgen handeln.

3.11 Zusammenfassende Betrachtung der Ergebnisse

Offensichtlich ohne verwertbares Ergebnis sind die Bestimmungen von Plättchenfaktor 4 im Rahmen dieser klinisch orientierten Untersuchungen geblieben, denn Unterschiede zu gesunden Probanden waren nicht zu verifizieren.

Alle anderen Plättchenfunktionsmeßverfahren ergaben in den eingesetzten Untersuchungen bei unterschiedlichen Krankheitsbildern unterschiedliche Ergebnisse (Abb. 29).

Hierbei fielen wesentliche Unterschiede zwischen der β-Thromboglobulinbestimmung und z. B. der Plättchenreaktivität nicht auf. (Dieses Thema der Korrelation der Meßverfahren soll allerdings in Kap. 5 noch einmal aufgegriffen werden.)

Nach den hier gewonnenen Ergebnissen läßt sich zusammenfassend feststellen, daß die auch aus der Literatur bereits zu vermutenden Ergebnisse sich insofern bestätigen, als daß sich bei der TIA fast immer erhöhte Plättchenfunktionswerte zeigen. Dieses ist auch letztlich gut mit der derzeitigen Vorstellung der Pathogenese von TIA vereinbar, wobei klinisch ohne apparative Zusatzdiagnostik kaum zu unterscheiden ist, ob die Emboliequelle in der A. carotis liegt oder kardiale Embolien vorliegen [46]. Immerhin sollen 19% aller TIA kardial verursacht werden. Allerdings dürfte nicht die Lokalisation der Emboliequelle, sondern allein das Vorhandensein einer solchen für eine Plättchenaktivierung ausreichend sein. Dies paßt wieder gut zu den Ergebnissen bei Hirninfarktpatienten mit Herzrhythmusstörungen, die einen Wert für die Plättchenreaktivität ähnlich den TIA-Patienten zeigen.

Tabelle 20. Risikofaktoren und Plättchenreaktivität. Bewertet wurde eine Erhöhung des Mittelwertes von Subgruppen mit einzelnen Risikoparametern im Vergleich zum Mittelwert der jeweiligen Gesamtgruppe, der aus Werten von Patienten ohne Risikofaktor gebildet wurde [*nu* = nicht untersuchte, ± = unveränderte, + = erhöhte Indexwerte für die Plättchenreaktivität im Vergleich zum Mittelwert des jeweiligen (!) Kollektives]; ↑ = erhöht, ↓ = erniedrigt, Symbole s. Abb. 15, S. 45

Risikofaktor	(*n*)	HK ↑	RR ↑	BZ ↑	NIKO ↑	TRI ↑	CHOL ↑	HDL ↓
Frischer HI	56	±	±	+	+	±	±	+
Alter HI	34	nu	+	+	+	+	±	+
Verwandte I. Gr.	50	±	+	+	+	+	±	+
Parkinson	40	nu	+	±	±	nu	nu	+
CVI	66	±	+	±	?	±	nu	±
Gesamt	246	–	****	***	***	**	–	****

Die Veränderungen beim Hirninfarkt mit fast durchgehend erhöhten Werten für die Plättchenfunktionsbereitschaft sind auch letztlich nicht unerwartet, wenngleich die Befunde bei alten Hirninfarktpatienten die Hypothese, daß sich die Plättchenfunktion nach einem Hirninfarkt wieder normalisiert, eher unwahrscheinlich erscheinen läßt.

Gründe für eine erhöhte Plättchenreaktionsbereitschaft sind Risikofaktoren. Stellt man die bei verschiedenen Erkrankungen gewonnenen Werte für Risikofaktoren zusammen, die mit einer Erhöhung der Plättchenreaktivität einhergehen (Tabelle 20), dann scheinen Hypertonie, Diabetes und Nikotinabusus – gesicherte Risikofaktoren für Gefäßprozesse [44, 121, 165] – im Vordergrund zu stehen. Aber auch Fettstoffwechselstörungen, die sich in Erhöhungen der Triglyzeride oder auch in der Erniedrigung von HDL zeigen, scheinen mit einer Veränderung der Plättchenreaktivität einhergehen zu können.

Eine solche Zusammenstellung muß natürlich vorsichtig interpretiert werden, selbst wenn 246 Patienten untersucht wurden, weil sie Standardabweichungen und Besetzungen der einzelnen Gruppen unberücksichtigt läßt. Andererseits werden solche Zusammenhänge [96] für den Diabetes mellitus zumindest auch über die Untersuchung an PNP-Patienten unterstrichen.

Wenngleich der Zusammenhang zwischen Plättchenfunktion und einzelnen Risikofaktoren, wenn man nicht nur auf ein einzelnes Krankheitsbild schaut, schwer zu interpretieren ist, läßt sich doch in allen untersuchten Patientengruppen, bei denen eine Analyse von Risikofaktoren durchgeführt wurde, bestätigen, daß eine Kumulation von Risikofaktoren in jedem Fall auch eine Erhöhung der Plättchenreaktivität zeigte. In diesem Zusammenhang dürfte auch von Interesse sein, daß bei 8% der Verwandten 1. Grades von Hirninfarktpatienten 3 und mehr Risikofaktoren gefunden wurden. Eine solche Kumulation von Risikofaktoren fand sich ebenfalls bei 24% der Parkinson-Patienten, 29% der „frischen" Hirninfarktpatienten, 37% der „alten" Hirninfarktpatienten und nur bei 4% der Patienten mit der Diagnose CVI. Bei der CVI-Gruppe fehlen allerdings amnestische Daten zum Rauchen, da aber auch nur 4% der CVI-Patienten 2 Risikofaktoren zeigten, dürfte sich hier maximal eine Kumulation von 8% ergeben. Diese Zusammenstellung erlaubt für die „chronische zerebrovaskuläre Insuffizienz" den Rückschluß, daß bei ihr im Gegensatz zu akuten zerebralen Gefäßereignissen wahrscheinlich Risikofaktoren eine untergeordnete Rolle spielen dürften.

Wesentlich könnte aber sein, daß offensichtlich die Erhöhung der Plättchenfunktionsbereitschaft nicht als alleinige Funktion von Risikoparametern aufgefaßt werden kann, aber von diesen in einzelnen Fällen moduliert werden kann. Daß aktivierte Plättchen akute ischämische Ereignisse zumindest mitverursachen, ist wahrscheinlich, doch passen die Befunde bei TIA und Migränepatienten im Anfall auch zu der Überlegung, daß eine Ischämie selbst die Plättchen extrem in ihrer Reaktionsbereitschaft steigert [126].

Dennoch besteht zwischen Migräneplättchen und Plättchen von gesunden Probanden auf der einen Seite eine „Gefäßpatientenplättchen" auf der anderen Seite möglicherweise ein Unterschied im Energiestoffwechsel, der weiterer Untersuchung bedarf. Zumindest deuten die Untersuchungen zur Reaktion im In-vitro-Streßverhalten der Plättchen darauf hin, daß Migräneplättchen eher gesunden Plättchen gleichen, die aus irgendwelchen Gründen aktivierter sind als Plättchen von gesunden Probanden.

Die Ergebnisse bei der klinischen Diagnose Alzheimer-Demenz lassen sich gut mit der Hypothese der nichtvaskulären Genese dieses Krankheitsbildes vereinbaren. Bei den Patienten mit CVI findet sich bei der Hälfte eine Veränderung der Plättchenfunktion. Allerdings korreliert der Hatchinski-Score schlecht mit der Plättchenfunktion, wenn man von den sog. Alzheimer-Fällen absieht.

Betrachtet man alle Demenzpatienten in einer Gruppe, verzichtet also auf zweifelhafte klinische Unterscheidungsmethoden, so haben nur 44% aller Patienten eine veränderte Plättchenreaktivität.

Wenn die Plättchenfunktionsbereitschaft ein Marker für vaskuläre Prozesse ist – und vieles spricht dafür –, dann stimmen die Zahlen gut mit den Zahlen der Pathologie zur Häufigkeit von vaskulären Prozessen von Dementen überein. Eine klinische Konsequenz könnte daher für dieses Krankheitsbild sein, unabhängig von der klinischen Diagnose „Alzheimer-Erkrankung" oder „zerebrovaskuläre Insuffizienz" eine veränderte Plättchenreaktivität als diagnostisch-therapeutische Leitschiene zu betrachten.

Ein fast ähnliches Problem zeigt sich bei Parkinson-Patienten. Auch hier findet sich nur bei einem Teil der Patienten die Veränderung der Plättchenfunktion. Dieses muß nicht unbedingt den Graben der Diskussion um das „arteriosklerotische oder idiopathische" Parkinson-Syndrom wieder aufreißen. Für den Patienten könnte es von Nutzen sein, die gefundenen laborchemischen Änderungen als „Begleiterkrankung" zu akzeptieren, zumal hier therapeutische Möglichkeiten bestehen, die für den Gesamtverlauf des Krankheitsbildes möglicherweise entscheidend sein könnten.

Die Ergebnisse zur Encephalomyelitis disseminata ermutigen ganz im Gegensatz zur Literatur kaum zu der Hypothese, daß die ED mit einer Plättchenfunktionsveränderung in Einklang zu bringen ist. Auch die Ergebnisse für den Muskelkontraktionskopfschmerz zeigen, daß hier keine eindeutigen Zusammenhänge mit dieser Schmerzform und der Plättchenfunktion aufzustellen sind. Im Gegensatz dazu scheint die Veränderung bei der Migräne – wie bereits aus der Literatur zu erwarten – sehr eindeutig zu sein.

Ein besonderes Problem stellt sicher die vertebrobasiläre Insuffizienz dar. Gerade hier zeigt sich in den Werten eine deutliche Heterogenität, die möglicherweise ein Ausdruck heterogener Ursachen dieses Krankheitsbildes sein kann.

Tabelle 21. Klinische Einstufung neurologischer Krankheitsbilder und Plättchenreaktivität aus unausgewählten Kollektiven unterschiedlicher diagnostischer Zuordnung

Klinische Klassifikation	Erkrankung	Prozent der Untersuchten mit Indexwerten >1,25
Wahrscheinlich nicht vaskulär	MKK	21,0%
	DAT	9,1%
	Nicht.-diab. PNP	24,0%
	ED	6,1%
Wahrscheinlich vaskulär verursacht	Hirninfarkt	69,4%
	TIA	78,0%
Wahrscheinlich funktionelle vaskuläre Mitbeteiligung	Gem. Migräne	52,9%
	Klass. Migräne	62,0%
	Kompl. Migräne	54,0%
Teilweise vaskulär verursacht bzw. miterkrankt	CVI	51,0%
	Parkinson-Syn.	57,0%
	VBI	53,0%
Mit häufigen vaskulären Komplikationen	M. Fabry	55,0%
	Diab.-PNP	63,0%

Auch die Ergebnisse zur PNP lassen eine Verbindung Plättchenfunktion–PNP unwahrscheinlich werden, vielmehr scheint hier die Grundkrankheit relevant zu sein. Dieses wird besonders deutlich bei der diabetischen PNP – hier zeigt sich gerade im Hinblick auf die PNP ein enger Zusammenhang zwischen diabetischer Stoffwechsellage und Plättchenreaktivität.

Zusammenfassend läßt sich am Beispiel eines Plättchenfunktionstestes, der Plättchenreaktivität, zeigen, daß die Laborergebnisse gut mit klinischen Erfahrungen zur vaskulären oder nichtvaskulären Verursachung oder vaskulären Mitbeteiligung bei unterschiedlichsten neurologischen Krankheitsbildern vereinbar sind (Tabelle 21). Der relativ hohe Anteil erhöhter Werte beim MKK könnte mit der klinisch-diagnostischen Unsicherheit bei Kopfschmerzsyndromen zusammenhängen. Bei allen diagnostischen Zuordnungen ist auch der Anteil von Patienten mit einer Gefäßerkrankung in der Familienanamnese eine weitere „Unsicherheit", die anamnestisch nicht überprüft wurde und zumindest bei den kleinen Patientenkollektiven dieser Studie relevante Verschiebungen bewirken könnte, da immerhin ca. 20% der gesunden Verwandten 1. Grades von Hirninfarktpatienten erhöhte Werte zeigen.

Aber sicher genauso wichtig wie die Feststellung solcher Plättchenveränderungen ist aus klinischer Sicht die Frage nach der „Normalisierbarkeit" und damit die Frage nach der Therapie solcher Veränderungen, was Gegenstand des nächsten Kapitels sein soll.

4 Der Einfluß der Thrombopathifikanzien

Der Begriff „Thrombopathifikanzien", von Marx erstmal 1973 [264] eingeführt, beschreibt die „Plättchenaggregationshemmer" immer noch am korrektesten, da er eine Präjudizierung des Weges, wie nun eine Substanz die Plättchenfunktion verändert und damit thromboseprophylaktisch wirkt, vermeidet.

Immerhin ist mehr als 25 Jahre nach der Einführung der Plättchenaggregationsmessung [50, 294] immer noch unklar, welche Veränderung der Plättchenfunktion mit der klinischen Wirkung eines Thrombopathifikans korreliert [114, 334], wenngleich die Zahl der bekannten Substanzen, die die Plättchenfunktion modulieren, deutlich zugenommen hat [Übersicht bei 362].

Ziel der folgenden Untersuchungen soll sein, anhand von drei Substanzen, die die Plättchenfunktion modifizieren (Azetylsalizylsäure, Dextran 40 und Piracetam) mit verschiedenen hier bisher beschriebenen Testansätzen den Einfluß der einzelnen Substanzen bei verschiedenen neurologischen Erkrankungen und unter verschiedenen klinischen Bedingungen zu untersuchen.

4.1 Azetylsalizylsäure

1899 synthetisiert [95], wurde die Azetylsalizylsäure zunächst zur Fiebersenkung und als Schmerz- und Rheumamittel eingesetzt. Erst Ende der 60er Jahre wurde ihre „thromboseprophylaktische Eigenschaft" [212, 437] und fast gleichzeitig die Hemmung der Plättchenfunktion im In-vitro-Aggregationstest [50, 294] beobachtet.

Die sehr naheliegende Kausalität zwischen Plättchenthromben und koronaren [107] und zerebralen [316] Gefäßverschlüssen verführt immer wieder dazu, aus ein-

Tabelle 22. Ergebnisse zur Behandlung der TIA mit ASS

Zitat	Beob.-zeit-raum in Mo.	ASS-Patient	Plazebo-Patient	Beobachtetes Ereignis			%-Häufung des Ereign.		*p*-Wert
				TIA	HI	Tod	ASS	Plaz.	
[137]	6	78	77	+	+	+	19	44	<0,01
[138]	24	65	60	−	+	+	22,3	18,5	ns
[74]	26	290	295	+	+	+	59	65	<0,05
[332]	24	29	29	+	+	+	21	45	ns
[128]	12	254	359	−	−	+	3	8	<0,03
[53]	36	198	204	−	+	+	10,5	18	<0,05
[378]	25	101	102	−	+	+	20,8	16,7	ns

zelnen In-vitro-Effekten, z. B. der Azetylsalizylsäure auf die Plättchenprostaglandinsynthese [406], direkte klinische Effekte zu postulieren [68, 177]. Allzu leicht wird die Komplexität der Plättchenfunktion (s. Kap. 2), die dem Plättchen viele Funktionswege ermöglicht, verdrängt. Hinzu kommt, daß auch ausreichend groß angelegte Studien im Hinblick auf die klinische Wirksamkeit der Azetylsalizylsäure bei Hirninfarkten und transitorisch-ischämischen Attacken nicht einmal eindeutig positiv sind [53, 74, 128, 138, 378] (Tabelle 22). Auch bei den Herzinfarkt-ASS-Studien [Übersicht bei 405] ist die Wirksamkeit von Azetylsalizylsäure nicht unumstritten [14, 133, 313], wenn auch von Breddin [61] ein eindeutig positiver Trend zugunsten von ASS gesehen wird.

Bei einem neuen Versuch, mit den bisher beschriebenen teilweise neuen methodischen Ansätzen laborchemische Hinweise zur Beschreibung der Azetylsalizylsäurewirkung an Patienten zu finden, erscheint es aus klinischer Sicht – wenn man nicht eine 48stündige Wirksamkeit der Plättchenfunktionshemmung von vorneherein präjudiziert [69] – wichtig, die Halbwertszeit der Azetylsalizylsäure [412], die bei 8 min liegt, zu beachten. Aus klinischer Erfahrung ist davon auszugehen, daß eine Medikation im günstigsten Fall in maximal 12stündigen Abständen erfolgen kann. Es soll daher im folgenden bei allen Testsystemen nicht nur nach dem Ergebnis 2 h nach Medikation gefragt, sondern auch der 12-h-Wert nach Medikation erfaßt werden.

4.1.1 Wirkung der Azetylsalizylsäure im Kollagen-Agarose-Test

4.1.1.1 Plättchenfunktion 2 und 12 h nach Gabe von Azetylsalizylsäure im Kollagen-Agarose-Test

Untersucht wurde an 16 männlichen Hirninfarktpatienten im Alter von 57 ± 14 Jahren, wobei der 2- und aber auch der 12-h-Wert nach Medikation besondere Berücksichtigung fanden.

Für die oberen Grenzwerte ergab sich nach 2 h ein Mittelwert von $15 \pm 6 \cdot 10^3$ anlagerungsfähige Thrombozyten/µl, für die unteren Grenzwerte 12 h nach ASS-Gabe ergab sich als Mittelwert $41 \pm 30 \cdot 10^3$ anlagerungsfähige Plättchen/µl.

Tabelle 23. Grenzwerte 2 und 12 h nach Gabe von 500 mg Azetylsalizylsäure p.o. bei Hirninfarktpatienten

Pat.-Nr.	Thrombozyten · 1000/µl		Pat.-Nr.	Thrombozyten · 1000/µl	
	nach 2 h	nach 12 h		nach 2 h	nach 12 h
1	0–15	18– 41	9	0–16	25– 33
2	0–27	69– 78	10	2–19	60– 89
3	0–16	33– 56	11	0– 2	81–102
4	0–11	15– 35	12	8–19	53– 61
5	0–23	74– 85	13	0–16	25– 36
6	0– 8	14– 22	14	6–15	10– 39
7	0–21	110–123	15	0– 7	20– 40
8	6–15	10– 39	16	3–12	40– 67

Aus Tabelle 23 wird klar, daß bei Verwendung eines Testes für gepaarte Werte selbst diese Differenz mit $p < 0{,}001$ hochsignifikant bleibt.

4.1.1.2 Langzeitbehandlung mit Azetylsalizylsäure im Kollagen-Agarose-Test

16 männliche Hirninfarktpatienten im Alter von 61 ± 13 Jahren wurden mehrfach in einem Zeitraum bis zu 360 Tagen nach der Erstuntersuchung nachuntersucht. Bei 8 Patienten liegen Mehrfachwerte für den 2-h-Wert, bei anderen 8 Patienten Mehrfachwerte für den 12-h-Wert vor.

Für den 2-, aber auch für den 12-h-Wert zeigten sich bei den kontrollierten Patienten keine wesentlichen Veränderungen. Bei allen Patienten kam es während der

Tabelle 24. Grenzwerte für die Zahl der anlagerungsfähigen Plättchen/μl 2 h nach Einnahme von 500 mg ASS im Verlauf einer Therapie mit 3 × 500 mg ASS p.o./Tag

Patient Nr.	Tag der Behandlung	Thrombozyten · 1000/μl nach 2 h
1	1	0–26
	90	16–20
2	1	0– 4
	30	0– 6
3	1	0–36
	114	6–19
4	1	4–11
	41	0– 7
	151	0–16
5	1	14–27
	72	11–21
	138	0–16
6	1	14–53
	15	13–51
	26	15–61
7	1	0–16
	19	0–16
	77	0–14
	138	0–16
8	1	0–12
	14	0–20
	58	0–10
	114	0–12
	312	0–14

Tabelle 25. Grenzwerte für die Zahl der anlagerungsfähigen Plättchen/μl 12 h nach Einnahme von 500 mg ASS im Verlauf einer Therapie mit 3 × 500 mg ASS p.o./Tag

Patient Nr.	Tag der Behandlung	Thrombozyten · 1000/μl nach 12 h
1	1	0– 7
	41	0–12
2	1	0–10
	40	0–21
3	1	6–37
	14	26–31
4	1	31–41
	15	23–35
5	1	31–55
	51	38–50
	131	45–77
6	1	20–48
	155	38–44
	171	12–62
7	1	38–50
	72	40–62
	118	30–46
8	1	41–61
	104	29–49
	155	9–62

Nachbeobachtungszeit zu keinen weiteren klinisch faßbaren ischämischen Ereignissen. Die Aufschlüsselung der Werte ist den Tabellen 24 und 25 zu entnehmen.

4.1.1.3 Altersabhängigkeit und Geschlechtsspezifität des 12-h-Kollagen-Agarose-Testwertes bei Hirninfarktpatienten unter Therapie mit Azetylsalizylsäure

Für ein Kollektiv von 128 Patienten, 52 weiblich und 76 männlich, im Alter von 51 ± 15 Jahren, deren Hirninfarkt vor mindestens 14 und maximal 28 Tagen abgelaufen war, wurde der 12-h-Wert nach 500 mg ASS p.o. bestimmt. Gleichzeitig wurde der Frage nach einer Geschlechtsspezifität der Plättchenfunktion in diesem Testsystem nachgegangen.

Zwischen jungen (unter 35 Jahre) und alten (über 65 Jahre) Hirninfarktpatienten, aber auch zwischen Männern und Frauen, ergaben sich keine signifikanten Differenzen für den unteren Grenzwert der Methode (Tabelle 26). Vergleicht man jedoch die unteren Grenzwerte der Patienten mit den oberen Grenzwerten der gesunden Probanden, so ist die Differenz mit $p < 0{,}001$ signifikant. Nimmt man das Mittel + die dreifache Standardabweichung für den oberen Grenzwert für gesunde Probanden, so sind immerhin 46% der Hirninfarktpatienten mit ihrem unteren Grenzwert höher als dieser.

Tabelle 26. Aufteilung der Patienten nach Alter und Geschlecht (Mittelwert + s1 für den unteren Grenzwert 12 h nach 500 mg Azetylsalizylsäure p.o.)

Alter in Jahren	Geschl.	Anzahl	CAT-Wert (Mittel für UG ± s1)
>35	w	13	41 ± 23
>35	m	14	32 ± 21
35–50	w	12	30 ± 13
35–50	m	26	38 ± 13
50–65	w	16	48 ± 30
50–65	m	20	46 ± 27
65–80	w	11	44 ± 14
65–80	m	16	48 ± 16
	w	52	41 ± 24
	m	76	38 ± 22
51 ± 15	m + w	128	39 ± 23

4.1.1.4 Abhängigkeit der Meßwerte im Kollagen-Agarose-Test von der eingenommenen Menge an Azetylsalizylsäure

Bei insgesamt 10 Patienten mit abgelaufenem Hirninfarkt, 3 weiblich und 7 männlich, im Alter von 50 ± 9 Jahren sowie bei 6 gesunden, männlichen Probanden im Al-

Tabelle 27. Kollagen-Agarose-Testwerte 12 h nach 100, 250, 500, 1000 mg Azetylsalizylsäure p.o. (dargestellt ist jeweils der obere und untere Grenzwert)

Nr.	Werte für anlagerungsfähige Plättchen · $10^3/\mu l$ 12 h nach oraler Gabe von ASS p.o. in einer Einzeldosis von jeweils			
	100 mg	250 mg	500 mg	1000 mg
Probanden:				
1	0– 28	9– 29	14– 36	4– 30
2	0– 12	4– 16	0– 18	6– 9
3	0– 24	12– 24	0– 16	6– 20
4	44–112	14– 18	12– 18	8– 24
5	0– 12	10– 18	16– 24	14– 16
6	18– 34	20– 26	18– 32	24– 36
Patienten:				
1	40– 62	45– 81	52– 72	fehlt
2	fehlt	51– 81	73– 93	68– 78
3	27– 53	fehlt	15– 53	7– 43
4	78–250	15– 29	22– 34	26– 32
5	120–144	156–210	44– 56	36– 48
6	13– 31	15– 31	13– 29	15– 37
7	55–141	52– 96	45– 79	40–120
8	100–110	80–102	96–112	88–100
9	12– 46	33– 55	36– 44	18– 28
10	36– 56	32– 62	41– 71	33– 45

ter von 30 ± 5 Jahren mit abgelaufenem Hirninfarkt wurde der 12-h-Kollagen-Agarose-Testwert (oberer Grenzwert und unterer Grenzwert) nach 125, 250, 500 und 1000 mg ASS p.o. bestimmt.

Für den CAT zeigte sich, daß unter 500 mg keine kürzere oder weniger starke Hemmung der Plättchenfunktion als unter 1000 mg ASS zu beobachten ist. Auch sind 250 bzw. 100 mg bei den meisten der Untersuchten von vergleichbarer Einwirkung (Tabelle 27).

Besonders bemerkenswert scheint jedoch Proband 4, der erst ab 250 mg eine eindeutige ASS-Hemmung zeigt, ebenso wie die Patienten 4 und 5, wobei bei Patient 5 erst ab 500 mg eine ausreichende Wirkung vorhanden zu sein scheint – im Gegensatz zu Patient 8, der auf alle Dosierungen „schlecht" anzusprechen scheint.

4.1.2 Veränderung der Plättchenreaktivität unter Azetylsalizylsäure

Insbesondere unter dem Blickwinkel einer möglichen klinischen Relevanz wurde auch mit dieser Methode nicht nur der 2-, sondern auch der 12-h-Wert nach 500 mg ASS p.o. bestimmt.

Zur Frage einer einheitlichen Wirkung von Azetylsalizylsäure bei verschiedenen Erkrankungen wurden Hirninfarktpatienten, Patienten mit transitorisch-ischämischen Attacken und Migränepatienten getrennt untersucht.

4.1.2.1 Plättchenreaktivität bei mit Azetylsalizylsäure behandelten Hirninfarktpatienten

Untersucht wurde der 12-h-Wert bei insgesamt 110 Hirninfarktpatienten im Alter von 58 ± 14 Jahren, 72 männlich und 38 weiblich. Der 2-h-Wert wurde an 40 Patienten bestimmt. Ebenfalls für 40 Patienten liegen Leerwert, 2-h- und 12-h-Wert vor. Es handelte sich hier um 31 männliche und 9 weibliche Patienten im Alter von 57 ± 12 Jahren.

Für den 12-h-Wert ergab sich im Mittel bei 110 Patienten ein Indexwert von 1,20 ± 0,24. 34% der Werte fanden sich im MW + s1-Bereich, 33% waren außerhalb des MW + 3 s1-Bereiches. Für die 40 vergleichbaren Werte war der „Leerwert" (vor Medikation) 1,40 + 0,36 mit einer Verteilung von 6% im MW + s1 und 68% im MW + 3 s1-Bereich. Für den 2-h-Wert war der Indexwert 1,05 ± 0,19 und für den 12-h-Wert 1,20 ± 0,19. Die Verteilung zeigt Abb. 30.

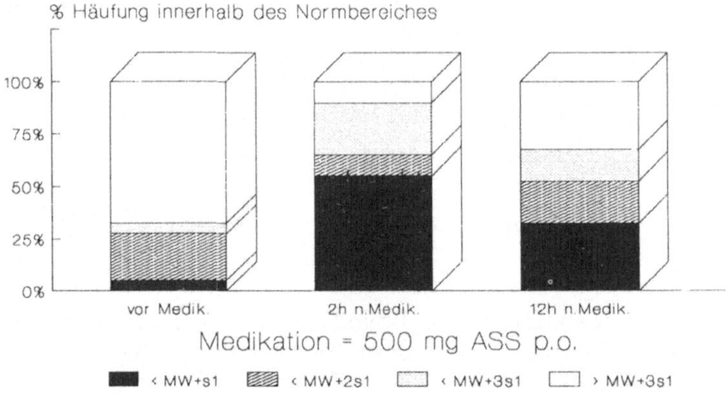

Abb. 30. Verteilung der PR-Indexwerte von 40 Hirninfarktpatienten im Normbereich der Methode* unter Azetylsalizylsäure (*MW* Mittelwert, *s1* einfache Standardabweichung)

4.1.2.2 Azetylsalizylsäure und Plättchenreaktivität bei Patienten mit transitorisch-ischämischen Attacken

Insgesamt konnten 26 Patienten mit Wert vor Medikation, 2- und 12-h-Wert erfaßt werden. Es handelte sich um 16 männliche und 10 weibliche Patienten im Alter von 49 ± 18 Jahren.

Als Ausgangswert vor Medikation fand sich ein Mittelwert von 1,58 ± 0,46, wobei sich 80% der Werte außerhalb des MW + 3 s1-Bereiches befanden (Abb. 31). Der 2-h-Wert war 1,06 ± 0,11 und der 12-h-Wert 1,28 ± 0,33. Die Differenz der Werte war jeweils mit $p < 0{,}001$ signifikant.

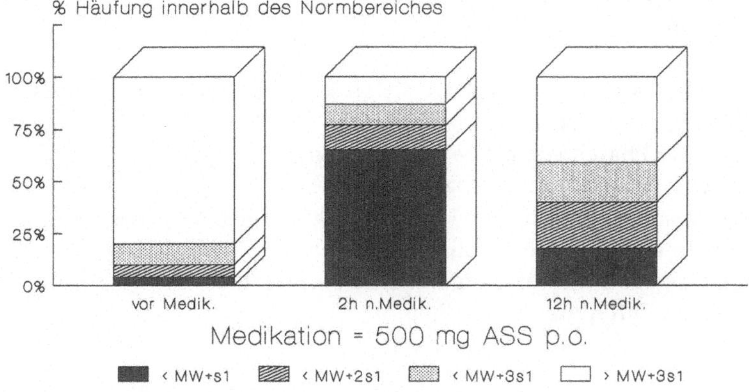

Abb. 31. Verteilung der PR-Indexwerte von 26 Patienten mit TIA's Normbereich der Methode* unter Azetylsalizylsäure (*MW* Mittelwert, *s1* einfache Standardabweichung)

4.1.2.3 Plättchenreaktivität bei mit Azetylsalizylsäure behandelten Migränepatienten

An 40 Migränepatienten konnten PR-Indexwerte vor und 12 h nach Applikation von 500 mg ASS p.o. untersucht werden. 32 Patienten waren weiblich, 8 männlich, das Durchschnittsalter betrug 37 ± 14 Jahre.

Als Ausgangswert fand sich ein Mittel von 1,35 ± 0,3, wobei 63% aller Werte außerhalb des MW + 3 s1-Bereiches waren (Abb. 32). Der 2-h-Wert war 0,98 ± 0,08 und der 12-h-Wert 1,09 ± 0,18. In dieser Gruppe waren nur 7% aller Indexwerte zu finden, die den Bereich Mittelwert + dreifache Standardabweichung 12 h nach Medikation überschritten.

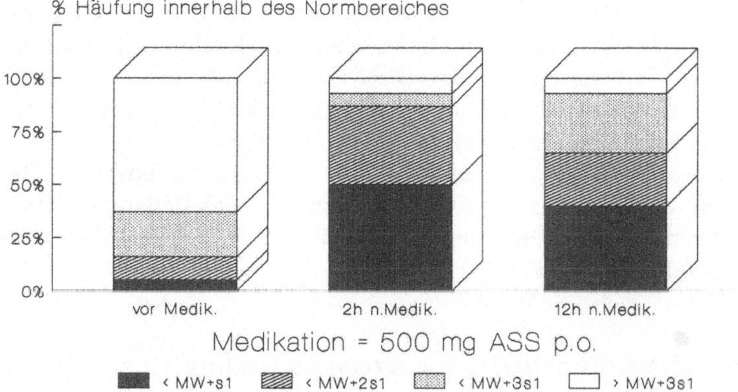

Abb. 32. Verteilung der PR-Indexwerte von 40 Patienten mit Migräne im Normbereich der Methode* unter Azetylsalizylsäure (*MW* Mittelwert, *s1* einfache Standardabweichung)

4.1.2.4 Azetylsalizylsäure-Dosierungsintervall und Plättchenreaktivität bei Migränepatienten

An 22 Patienten mit klassischer Migräne wurde die klinische und laborchemische Effektivität von 500 mg ASS/48 h und 250 mg/8 h zur Prophylaxe des Anfalls verglichen. Es wurde in drei Phasen von je 8 Wochen behandelt (Beschreibung der Patienten und der klinischen Ergebnisse unter Abschn. 4.1.3.).

Für den Ausgangswert ergab sich im Mittel 1,34 ± 0,3. 48 h nach 500 mg ASS war der Wert 1,10 ± 0,16 und 8 h nach 250 mg ASS 1,07 ± 0,15. Unter Verwendung des Wilcoxon-Testes für gepaarte Werte ergab sich zwischen dem 48- und 8-h-Intervall noch eine signifikante Differenz mit $p < 0{,}05$.

4.1.2.5 Plättchenreaktivität bei Patienten unter ischämischen Zweitereignissen während einer Behandlung mit Azetylsalizylsäure

Die Frage der klinischen Relevanz jeglicher Labormethode kann sich nur an prospektiven Untersuchungen orientieren. Dieses Instrumentarium ist aber aufwendig und nur zu rechtfertigen, wenn ausreichende Wahrscheinlichkeit für die Relevanz solcher Untersuchungen besteht. Interessant sind daher Patienten, die wegen eines ischämischen Ereignisses bereits mit „Aggregationshemmern" therapiert werden und die dennoch ein zweites ischämisches Ereignis erleiden.

In der Zeit von 1980–1981 und von 1982–1985 konnten an den Neurologischen Kliniken der GHS Essen und der Universität Münster insgesamt 25 Patienten mit abgelaufener zerebraler, kardialer oder peripherer Ischämie untersucht werden, die unter einer „Aspirinprophylaxe" ein ischämisch bedingtes Zweitereignis erlitten. Es handelte sich um 8 weibliche und 17 männliche Patienten im Alter von 58 ± 11 Jahren.

Als Erstereignis fand sich 8mal ein Herzinfarkt, 10mal ein Hirninfarkt, 4mal wurde wegen einer TIA und 3mal wurde wegen einer bekannten arteriellen Verschlußkrankheit (AVK) mit Azetylsalizylsäure behandelt. Unter einer solchen Behandlung, wobei 22 der 25 Patienten mindestens 12stündlich 325 mg ASS appliziert wurden, ereignete sich 19mal ein Hirninfarkt, 2mal ein Herzinfarkt, 2mal ein prolongiertes reversibles ischämisches Defizit (PRIND) und 2mal eine TIA. Der mittlere Indexwert für die Plättchenreaktivität war 12 h nach 500 mg ASS 1,33 ± 0,19, damit mit $p < 0{,}001$ signifikant höher als bei gesunden Probanden.

Wesentlicher ist, daß, wenn man die 3 Patienten, die nicht mindestens 12stündlich ASS erhielten, unberücksichtigt läßt, immerhin 82% der Patienten mit Zweitereignissen mit ihren Indexwerten 12 h nach ASS über dem MW + 3 s1-Bereich für gesunde Probanden liegen (Tabelle 28).

4.1.3 Prostaglandinstoffwechsel unter Azetylsalizylsäure

Die Messung der Plättchen-MDA-Synthese kann einerseits zur Messung der Plättchenüberlebenszeit, andererseits aber auch zur Beschreibung der Hemmwirkung von ASS auf den Prostaglandinsyntheseweg unter verschiedenen ASS-Dosierungen

Tabelle 28. Patienten mit ischämischen Ereignissen unter ASS-Therapie

Initialen	Alter + Geschl.	1. Erkrankung	2. Erkrankung	Intervalltherapie	Index 12 h nach 500 mg ASS p.o.
A.G.	65 m	Herzinf.	Hirninf.	3 × 500 mg ASS	1,27
M.B.	55 w	Herzinf.	Hirninf.	3 × 500 mg ASS	1,45
H.P.	53 m	Herzinf.	Hirninf.	2 × 500 mg ASS	1,41
A.L.	38 m	Herzinf.	Hirninf.	3 × 325 mg ASS	1,55
C.E.	55 m	Herzinf.	Hirninf.	2 × 325 mg ASS	1,29
A.S.	53 m	Herzinf.	Hirninf.	1 × 500 mg ASS	0,99
F.S.	67 m	Herzinf.	Hirninf.	1 × 325 mg ASS	1,01
M.S.	68 m	Herzinf.	Hirninf.	1 × 500 mg ASS	1,16
K.F.	71 m	Hirninf.	Herzinf.	3 × 500 mg ASS	1,29
E.M.	44 m	Hirninf.	Herzinf.	3 × 500 mg ASS	1,00
M.M.	59 m	Hirninf.	Hirninf.	3 × 325 mg ASS	1,18
G.G.	63 w	Hirninf.	Hirninf.	2 × 500 mg ASS	1,32
S.B.	42 m	Hirninf.	Hirninf.	3 × 500 mg ASS	1,44
M.K.	55 w	Hirninf.	Hirninf.	3 × 500 mg ASS	1,24
F.G.	79 m	Hirninf.	Hirninf.	2 × 325 mg ASS	1,31
U.E.	36 w	Hirninf.	Hirninf.	3 × 500 mg ASS	1,44
K.O.	77 m	Hirninf.	Hirninf.	3 × 500 mg ASS	1,25
M.M.	72 m	Hirninf.	Hirninf.	3 × 325 mg ASS	1,55
S.B.	48 m	TIA	Hirninf.	3 × 500 mg ASS	1,55
N.P.	58 m	TIA	Hirninf.	3 × 500 mg ASS	1,44
C.R.	65 w	TIA	PRIND	3 × 500 mg ASS	1,69
W.W.	45 w	TIA	TIA	2 × 325 mg ASS	1,29
F.B.	62 m	AVK	Hirninf.	2 × 325 mg ASS	1,33
K.L.	77 w	AVK	TIA	3 × 500 mg ASS	1,69
R.C.	62 w	AVK	PRIND	2 × 325 mg ASS	1,26

herangezogen werden [388]. Der Frage, ob die klinische Wirksamkeit von ASS in der Migräneprophylaxe mit dem Prostaglandinstoffwechselweg zusammenhängt, sollte in einer klinisch-biochemischen Studie nachgegangen werden.

22 Patienten mit klassischer Migräne im Alter von 36 ± 12 Jahren, 16 weiblich und 6 männlich, erhielten über jeweils 8 Wochen entweder 500 mg Azetylsalizylsäure/48 h oder 250 mg Azetylsalizylsäure/8 h. Neben klinischen Verlaufsbeobachtungen wurde der MDA-Wert jeweils zu Beginn der Messung und vor der jeweiligen nächsten Tabletteneinnahme bestimmt.

Für den Ausgangswert ergab sich für jeweils gleichmäßige Abschnitte für alle Patienten ohne Medikation eine Frequenz von 248 Anfällen, unter 500 mg jeden 2. Tag waren 180 Anfälle, und unter 250 mg alle 8 h waren es noch 133 Anfälle, die bei den 22 Patienten zum Tragen kamen. Wenn man auf die einzelnen Patienten blickt und mittels des Wilcoxon-Testes für gepaarte Werte die Signifikanzen errechnet, ist die Anfallsfrequenz jeweils signifikant different ($p < 0{,}01$).

Der Ausgangs-MDA-Wert differierte mit $3{,}63 \pm 1{,}52$ nmol/10^9 Plättchen nicht von dem Wert gesunder Probanden (s. Kap. 2). Unter 500 mg/48 h war der Wert $1{,}18 \pm 0{,}89/10^9$ Plättchen mit $p < 0{,}001$ signifikant niedriger als der Ausgangswert. Unter 8stündlicher Gabe von 500 mg ASS war der Meßwert $1{,}51 \pm 1{,}39$ nmol/10^9 Plättchen. Die Differenz zum Ausgangswert, nicht aber zum Wert mit 48stündlicher Einnahme, ist signifikant ($p < 0{,}001$) (Wilcoxon-Test für gepaarte Werte).

4.1.4 β-Thromboglobulinwerte vor und 12 h nach Applikation von 500 mg Azetylsalizylsäure p.o.

Untersucht wurden 31 Patienten im Alter von 42 ± 17 Jahren, 12 weiblich und 19 männlich, deren Hirninfarkt zwischen 2 und maximal 6 Monate zurücklag und die auf eine Azetylsalizylsäuretherapie eingestellt wurden. Statistisch wurde hier auf den Wilcoxon-Test für gepaarte Werte zurückgegriffen.

Vor ASS-Gabe fand sich ein Wert von 123 ± 60 ng, und 12 h nach 500 mg ASS war der Wert 101 ± 53 ng. Die Differenz zu gesunden Probanden war mit $p < 0{,}01$ signifikant different. Zwischen dem Wert vor Behandlung war die Differenz zum Wert nach Behandlung mit $p < 0{,}05$ unterschiedlich.

4.1.5 Besprechung der Ergebnisse

Die Einwirkung der Azetylsalizylsäure auf die Plättchen von Hirninfarktpatienten scheint vergleichbar der Wirkung bei gesunden Probanden, wenn man nur den 2-h-Wert betrachtet. 12 h nach Medikation sind die Unterschiede zu gesunden Probanden, aber auch zwischen einzelnen Patienten, beträchtlich. Selbst wenn man im CAT den unteren Grenzwert mit dem oberen Grenzwert von gesunden Probanden vergleicht, so ist bei Gefäßpatienten meist sogar im Einzelfall eine Zuordnung des Wertes als sicher pathologisch erhöht möglich.

Geht man von einer Hemmung des Plättchens durch Azetylsalizylsäure aus, die dessen gesamte restliche Lebensspanne umfaßt [308], so bleibt nur die Interpretation, daß die hier neu funktionsfähigen Plättchen auch neu gebildete Plättchen sind. Diese Interpretation wird noch unterstützt durch die Ergebnisse bei gesunden Probanden mit dieser Methode (s. Kap. 2). Eine solche Interpretation steht im Einklang mit der auf das 8fache steigerbaren Neubildungsrate der Plättchen [187], der bekannten verkürzten Plättchenüberlebenszeit bei Patienten mit zerebrovaskulären Erkrankungen [179] und den hier gewonnenen Ergebnissen zur Plättchenüberlebenszeit mit der MDA-Methode.

Dennoch ist alternativ auch denkbar, daß bei Gefäßpatienten durch Mechanismen, die die ASS-Wirkung überspielen können [191], eine Reaktivierung vormals gehemmter Plättchen stattfinden kann.

Die gute Reproduzierbarkeit der Ergebnisse bis zu einer Zeit von 12 Monaten spricht für eine relative Stabilität dieser Meßwerte im Einzelfall. Altersabhängigkeiten [365, 443] oder geschlechtsabhängige Veränderungen [285] finden sich mittels dieses Testsystems nicht.

Auch aus den Messungen der Plättchenreaktivität lassen sich solche Abhängigkeiten nicht herleiten. Aber auch mit dieser Methode läßt sich der Wiederanstieg der Indexwerte nach 12 h belegen. Letztlich verbleiben nach ASS-Medikation nur ca. 65% aller Werte 12 h nach Medikation im weit ausgelegten Normbereich der Methode, d.h., ca. 35% aller Hirninfarktpatienten zeigen wieder Werte oberhalb des MW + 3 s1-Bereiches.

Interessant dürfte hier der Unterschied sein zwischen Migränepatienten, bei denen sich 12 h nach 500 mg ASS nur 7% der Werte außerhalb des Normbereiches befinden, und den TIA-Patienten, bei denen 42% der Untersuchten wieder erhöhte Werte zeigen.

Die offensichtlich bessere Hemmbarkeit der „Migräneplättchen" könnte ein weiterer Hinweis für einen grundsätzlichen Unterschied zwischen Plättchenveränderungen bei Gefäßpatienten und Migränepatienten sein, wenngleich auch bei Migränepatienten eine zeitabhängige Reaktivierung der Plättchen nicht zu übersehen ist, was – wie die Plättchenreaktivitätsstudie in Verbindung mit der MDA-Untersuchung zeigt – unabhängig von der Einwirkung der ASS auf den Prostaglandinstoffwechselweg erfolgt. Allerdings scheinen die klinischen Ergebnisse eher – wenn überhaupt – mit der Plättchenreaktivität als mit der Hemmung des Prostaglandinstoffwechsels in Verbindung zu bringen zu sein [172].

Die – wenn man von der Plättchenprostaglandinsynthese absieht – doch individuell im 12-h-Wert sehr schwankenden Laborergebnisse widersprechen dem unausgesprochenen Postulat jeder klinischen Aggregationshemmerstudie, daß die individuelle Aspirinwirkung bei identischer Applikation eine allgemein gleiche ist. Dies stimmt nur für den 2-h-Zeitraum.

Da aber klinisch fast immer mit einem mindestens 12-h-Einnahmeintervall gerechnet werden muß, ist es geradezu zu erwarten, daß jede Studie statistisch eine unterschiedliche Zahl von schlechten Aspirinrespondern einschließen muß. Da, wenn man nur den MW + s1-Wert oder bei TIA-Patienten auch sogar den MW + s2-Wert als Grenze der Normalisierung eines Wertes ansieht, die Gruppe der schlechten Aspirinresponder fast 50% ausmacht, sind auch bei klinischen Studien, auch wenn sie ausreichend groß angelegt sind, nur knapp signifikante Ergebnisse zu erwarten, vorausgesetzt, die hier beschriebenen Laborparameter haben etwas mit der klinischen Wirksamkeit der Medikation zu tun.

Das Dilemma einer „Statistik" wird besonders bei der Canadian Cooperative Study deutlich [74]. Ohne eine – eigentlich durch nichts zu rechtfertigende – Trennung zwischen Männern und Frauen ergeben sich auch für Männer keine hochsignifikanten Effekte der Azetylsalizylsäure in der Prophylaxe der zerebralen Ischämie (mehr). Spätere Studien konnten dann dieses Phänomen der geschlechtsspezifischen Wirkung von ASS auch nicht bestätigen [53] oder fanden statistisch gar keine Wirksamkeit der Azetylsalizylsäure [378].

Ein Argument für eine mögliche klinische Relevanz der hier gewonnenen Werte könnte sich aus den Meßergebnissen bei 25 Patienten, die trotz ASS-Medikation ein ischämisches 2. Ereignis durchmachten, ergeben. In dieser Gruppe wären 35% (Hirninfarktgruppe) bis maximal 42% (TIA-Gruppe) Patienten zu erwarten, die 12 h nach Medikation wieder pathologische Testwerte zeigen – es sind aber 82% aller Patienten.

Die Untersuchungen zur Dosisabhängigkeit der Aspirinwirkung zeigen – wie auch andere Untersuchungen [54, 102] –, daß eine Erhöhung der ASS-Einzeldosis keinen besseren Effekt im Testsystem bringt. In den meisten Fällen waren 100 mg ASS (Aspirin junior) gleich wirksam wie 250 oder 500 mg ASS als Einzelgabe.

Aus laborchemischer Sicht stellt sich das „Aspirindilemma“ nicht als Problem der Höhe der Einzeldosis, die möglicherweise noch weiter gesenkt werden könnte [343], sondern als Problem der individuell ausreichend häufigen Aspirinzufuhr dar.

4.2 Dextran 40

Dextran 40 fördert nach Untersuchungen von Herrschaft [203] nicht nur die Hirndurchblutung im Gebiet eines Hirninfarktes, auch wirkt sich nach Gottstein [164] eine Dextrantherapie günstig auf den Verlauf eines Hirninfarktes aus. Nach Untersuchungen von Mathews [265] wird Dextran als eher unwirksam in der Hirninfarktbehandlung eingestuft, Gilroy [159] hingegen fand klinisch signifikant positive Ergebnisse.

Der Einfluß von Dextran 40 auf die Blutgerinnung bzw. auf die Blutungszeit ist seit den 50er Jahren bekannt [81], aber auch Veränderungen der Thrombozytenfunktion [100] sind zwar lange bekannt, aber bisher im einzelnen unklar.

Ziel einer Untersuchung an Patienten mit TIA und Hirninfarkt sollte die Frage sein, ob hier ähnliche zeitabhängige Veränderungen der Plättchenfunktion wie bei Azetylsalizylsäure zu beobachten sind. Da meist 18–20 h nach einer Dextraninfusion die nächstfolgende Infusion angelegt wird, wurde der 2- und 18- bzw. 20-h-Wert[3] post infusionem bestimmt.

4.2.1 Plättchenreaktivität unter Dextran 40

4.2.1.1 Plättchenreaktivität 2 und 18 h nach Dextran 40 bei Hirninfarktpatienten

In dieser Gruppe fanden sich 40 Hirninfarktpatienten, 29 männlich, 11 weiblich, im Alter von 56 ± 14 Jahren.

Der Wert vor Behandlung betrug 1,42 ± 0,31. 2 h nach Infusion war der Wert 1,02 ± 0,14, 18–20 h nach der Infusion war der Wert wieder auf 1,33 ± 0,3 angestiegen. Die Verteilung zeigt Abb. 33.

4.2.1.2 Plättchenreaktivität 2 und 18 h nach Dextran 40 bei Patienten mit TIA

Hier wurden 18 Patienten im Alter von 51 ± 14 Jahren, 4 weiblich und 14 männlich, subsumiert, die klinisch unter transitorischen fokal-neurologischen Störungen litten.

Der Ausgangswert war 1,62 ± 0,62, der 2-h-Wert 1,02 ± 0,15 und der 18- bis 20-h-Wert war 1,35 ± 0,48. Die Verteilung im Normbereich für gesunde Probanden zeigt Abb. 34.

---

[3] Der 18–20-h-Wert ergibt sich aus technischen Schwierigkeiten, im Routinebetrieb eine Infusion immer exakt zum gleichen Zeitpunkt zu beginnen und eine gleiche Laufzeit zu garantieren. Die mittlere Intervallzeit aus allen Untersuchungen beträgt 18,36 h

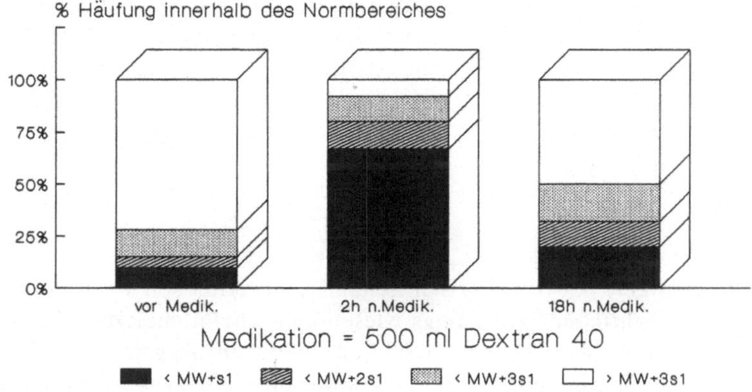

* Normbereich der Methode:ermittelt aus
110 gesunden Probanden

Abb. 33. Verteilung der PR-Indexwerte von 40 Hirninfarktpatienten im Normbereich der Methode* unter Dextran 40 (MW Mittelwert, *s1* einfache Standardabweichung)

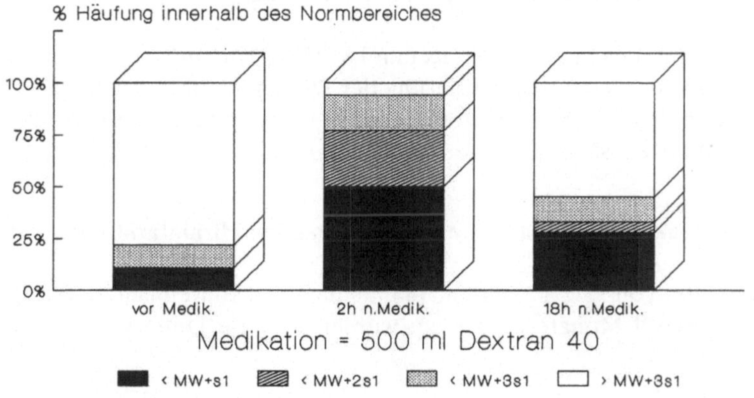

* Normbereich der Methode:ermittelt aus
110 gesunden Probanden

Abb. 34. Verteilung der PR-Indexwerte von 18 Patienten mit TIA's im Normbereich der Methode* unter Dextran 40 (*MW* Mittelwert, *s1* einfache Standardabweichung)

4.2.2 Besprechung der Ergebnisse

Auch bei dieser Therapie zeigt sich, daß die Hemmung 2 h nach Infusion bei TIA und auch bei Hirninfarktpatienten deutlich besser ist als nach 18–20 h, wenngleich auch für diesen Wert die Plättchenfunktion noch signifikant gegenüber dem Leerwert herabgesetzt ist. Auch hier läßt sich zwischen TIA und Hirninfarktpatienten für den 18- bis 20-h-Wert eine Differenz zuungunsten der TIA-Patienten erkennen.

Die im Vergleich relativ langdauernde Wirkung von Dextran 40 könnte mit der Halbwertszeit der Substanz von ca. 6 h [413] zu erklären sein, vielleicht aber auch mit einem besonderen Wirkungsmechanismus dieser Substanz, der wahrscheinlich an der Plättchenmembran [100] oder deren veränderter negativer Ladung unter Dextran [175] deutbar sein dürfte, wenngleich andere Untersucher eine Interaktion mit dem Prostaglandinstoffwechsel oder eine Wirkung über eine Reduktion von Faktor VIII [176] vermuten.

4.3 Piracetam

Eine klinische Wirksamkeit bei transitorisch ischämischen Attacken wurde bisher nur von Sitzer [370] beschrieben. Allerdings wiesen laborchemische, zunächst In-vitro-Befunde, darauf hin, daß Piracetam in verschiedenen Aggregations-Test-Ansätzen [26, 37, 201, 257] durchaus der Azetylsalizylsäure vergleichbare Veränderungen bewirken kann.

Auch beim Raynaud-Syndrom fanden sich sowohl klinische Besserungen als auch eine Normalisierung hyperreaktiver Plättchen unter Piracetam [277].

4.3.1 Plättchenreaktivität und Piracetambehandlung

Nachdem eine Voruntersuchung mit Piracetam i.v. (12-g-Kurzinfusion) zeigte, daß sich 2 h nach Applikation eine Normalisierung der Plättchenfunktion aufzeigen ließ (Abb. 35), wurde in den folgenden Untersuchungen immer eine Dosierung von 3 × 1600 mg in Anlehnung an Sitzer [370] verabreicht.

4.3.1.1 Plättchenreaktivität 2 und 12 h nach Piracetam bei Hirninfarktpatienten

30 Patienten im Alter von 55 ± 17 Jahren, 14 männlich und 16 weiblich, deren Hirninfarkt 1 bis maximal 9 Monate zurücklag, wurden in diese Untersuchung aufgenommen.

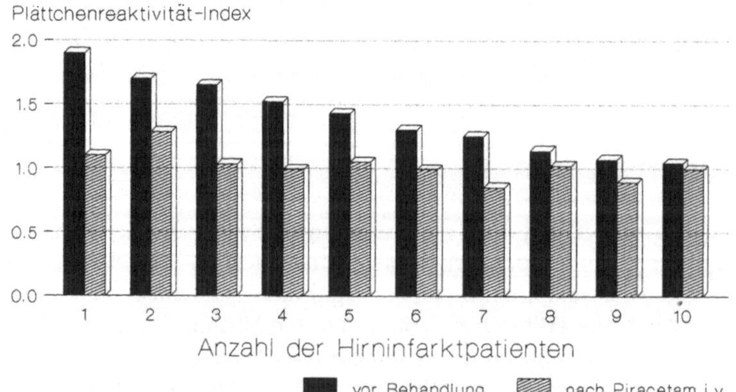

Abb. 35. Veränderung der Plättchenreaktivität 2 h nach Gabe von 12 g Piracetam i.v. (Vorwert: 1,4 ± 0,28; nach 1,02 ± 0,11)

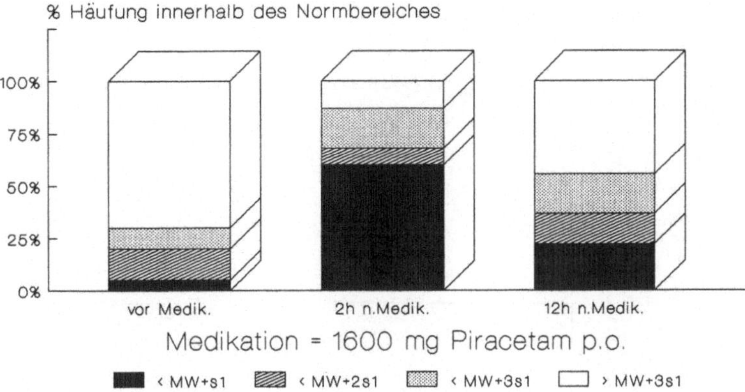

Abb. 36. Verteilung der PR-Indexwerte von 30 Hirninfarktpatienten im Normbereich der Methode* unter Piracetam (*MW* Mittelwert, *s1* einfache Standardabweichung)

Für den „Vorwert" ohne Behandlung ergab sich ein Index von 1,41 ± 0,33, 2 h nach Medikation 1,04 ± 0,14 und 12 h später 1,24 ± 0,33. Die entsprechende Verteilung im Normbereich der Methode zeigt Abb. 36.

4.3.1.2 Plättchenreaktivität und Piracetam bei Patienten mit TIA

In dieser Gruppe wurden 20 Patienten, 10 männlich und 10 weiblich, im Alter von 46 ± 13 Jahren, zusammengefaßt.

Vor Behandlung war der Wert 1,67 ± 0,5, nach 2 h 1,05 ± 0,14 und nach 12 h 1,26 ± 0,14. Die Verteilung zeigt Abb. 37. Bei 6 Patienten wurde in Abständen von 2, 4, 6, 8, 12 h gemessen. Hier findet sich eine individuelle Zunahme der Plättchenfunktion von der 6.–12. Stunde nach Medikation (Abb. 38).

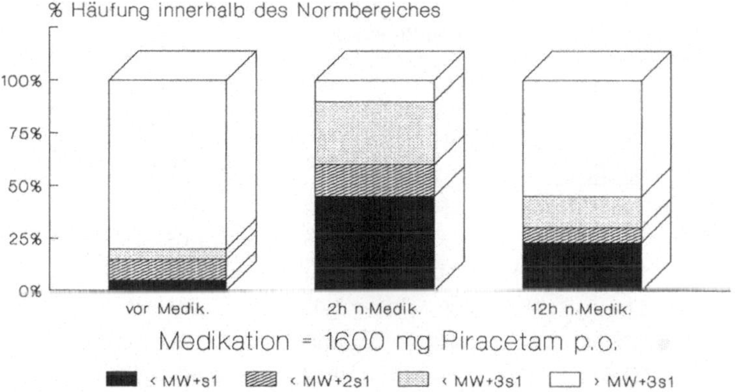

Abb. 37. Verteilung der PR-Indexwerte von 20 Patienten mit TIA's im Normbereich der Methode* unter Piracetam (*MW Mittelwert, s1* einfache Standardabweichung)

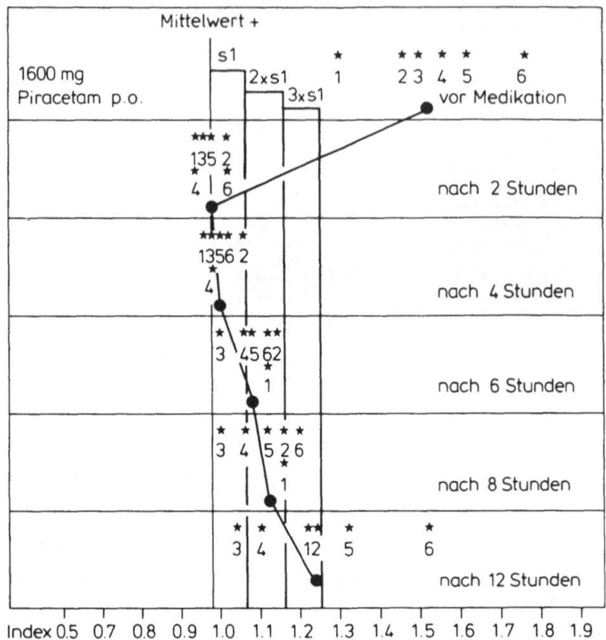

Abb. 38. Veränderung der Plättchenreaktivität nach Gabe von 1600 mg Piracetam am Beispiel von 6 in 2-h-Abständen beobachteten Patienten

4.3.1.3 Azetylsalizylsäure und Piracetam im Vergleich bei identischen Patienten

Wenn verschiedene Plättchenfunktionshemmer untersucht werden, drängt sich die Frage eines Vergleiches dieser Substanzen auf. Steht doch die Frage im Hintergrund, ob die Substanz oder das individuelle Verhalten des einzelnen Plättchens für den Wiederanstieg der Indexwerte verantwortlich ist.

Tabelle 29. Vergleich von Azetylsalizylsäure und Piracetam

Geschl.	Alter	Diagnose	Index vor Behandl.	Index unter 500 mg ASS	Index unter 1600 mg Pirac.
m	66	TIA	1,45	1,34	1,25
m	54	TIA	1,62	1,25	1,05
m	65	TIA	2,74	1,71	1,89
w	42	TIA	1,89	1,33	1,44
w	47	Hirninf.	1,46	1,25	1,34
w	52	Hirninf.	1,61	1,17	1,27
w	59	Hirninf.	1,20	1,11	1,12
m	68	Hirninf.	1,26	1,20	1,20
m	62	Hirninf.	1,24	1,01	1,24

Für den 2-h-Wert ergeben sich ähnliche Normwerte, so daß eine Analyse hier kaum weitere Erkenntnisse verspricht. Der 12-h-Wert weist aber Differenzen auf.

Bei 4 weiblichen und 5 männlichen Patienten im Alter von 57 ± 9 Jahren, 4 mit der Diagnose TIA und 5 mit der Diagnose Hirninfarkt, wurde einmal mit 500 mg Azetylsalizylsäure p.o. und zu einem anderen Zeitpunkt mit 1600 mg Piracetam p.o. behandelt.

Für den Ausgangswert ergab sich 1,60 ± 0,47, für die ASS-Behandlung war der Wert 1,26 ± 0,19 und für Piracetam 1,31 ± 0,24. Meist waren die Werte für Piracetam nach 12 h leicht höher, wegen der geringen Zahl wurde auf die Berechnung von Signifikanzen verzichtet (Tabelle 29).

4.3.2 Besprechung der Ergebnisse

Ähnlich wie unter Dextran und ASS zeigt sich bei Hirninfarktpatienten und TIA-Patienten eine deutliche Differenz zwischen dem 2- und 12-h-Wert. Die Einzelanalyse bei 6 Patienten in 2-h-Abständen läßt eine einheitlich gute Wirksamkeit der Substanz bis zu 4 h annehmen, was der Wirksamkeitsdauer der Substanz Piracetam bei der Sichelzellanämie ungefähr entsprechen dürfte [373]. Auch mit einer Halbwertszeit von 4,5–5 h für Piracetam sind solche Befunde kompatibel [319], zumal immerhin auch zwischen dem 8- und 12-h-Wert bei einigen der Untersuchten deutliche Unterschiede bestehen. Interessant ist, daß sich die Plättchen zwischen der 4. und 12. Stunde individuell sehr unterschiedlich verhalten (Abb. 38). Während Pat. Nr. 3 weiter gut gehemmte Werte zeigt, ist dieses für Pat. Nr. 6 nicht der Fall, obgleich die Ausgangswerte für beide Patienten beide deutlich erhöht waren. Dies spricht dafür, daß nicht alleine die Wirkdauer der die Plättchenfunktion beeinflussenden Substanz ausschlaggebend ist, sondern möglicherweise nach Abfall der funktionshemmenden Substanz individuelle Aktivierungen [108] der Plättchen erfolgen. Im Vergleich mit Azetylsalizylsäure an zwar nur 9 Patienten zeigt sich eine fast gleiche Effektivität der Substanz für den 12-h-Wert, was letztlich zeigt, wie unklar eine Hemmung der Blutplättchen ist, wenn man einmal von der eingefahrenen Thromboxan-Prostazyklin-Schiene abweicht. Klinisch könnte aber gerade dieses Phänomen der Plättchenreaktivierung sehr bedeutsam sein, da es scheinbar eine individuelle Kenngröße einer individuellen Plättchenfunktionsbereitschaft sein könnte.

Damit öffnet sich nicht nur erneut die Frage nach dem, was klinisch die Hemmung der Plättchenfunktion ausmacht, sondern auch die Frage, was, wann und warum ein gehemmt erscheinendes Plättchen wieder reaktiviert.

Weiterhelfen könnte in diesem Zusammenhang der Wirkungsmechanismus von Piracetam auf die Thrombozyten. Vermutet wird ein Membraneffekt über eine Veränderung eines Dipolmomentes der negativ geladenen Plättchen [279] bis hin zur Veränderung des Energie- und Kalziumstoffwechsels des Plättchens [200].

4.4 Zusammenfassende Betrachtung der Ergebnisse

Der Azetylsalizylsäure, sicher die am häufigsten untersuchte Substanz, wurde auch im Rahmen dieser Untersuchung der breiteste Raum eingeräumt. Auffällig ist, daß im Grunde β-Thromboglobulinmessung, Messung der Plättchenreaktivität, aber auch Ergebnisse des Kollagen-Agarose-Testes gleichsinnige Ergebnisse zeigen. Nur die MDA-Messung läßt eine längerfristige Beeinflussung der Plättchen erkennen.

Besonders im Kollagen-Agarose-Test, aber auch bei der Plättchenreaktivitätsmessung wird deutlich, daß „signifikante“ Wirkung nicht mit optimaler Wirksamkeit gleichgesetzt werden darf. Nach 2 h zeigen alle Meßverfahren eine optimale Wirkung der ASS bei allen Untersuchten, weil hier die Werte nahe dem Wert von gesunden Probanden kommen. Nach 12 h ergeben sich sogar für Migräne, Hirninfarkt und TIA-Patienten unterschiedliche prozentuale Zunahmen der jeweiligen Testwerte. Dennoch ist im Vergleich zu den Ausgangswerten eine signifikante Herabsetzung der Werte festzustellen.

Immerhin – und dies wird besonders bei der Verteilung der Werte für die Plättchenreaktivität deutlich – sind 12 h nach Medikation nur 7% bei Migränepatienten, aber ca. 35% bei Hirninfarktpatienten und gar 42% der Werte bei Patienten mit TIA wieder außerhalb des weitgesteckten Normbereiches für gesunde Probanden. Obgleich die Prostaglandinsynthese gehemmt ist, ist – vereinfacht ausgedrückt – die Fähigkeit der Plättchen, auf einen Reiz zu reagieren – wieder überschießend zu reagieren – bei diesem Patientenanteil nicht (mehr?) gehemmt.

Laborchemisch scheint diese Veränderung langfristig unverändert reproduzierbar zu sein. Auch ergeben sich Hinweise, daß laborchemisch die Einzeldosis ASS durchaus bei den meisten Patienten auf 100 mg reduziert werden kann, ohne daß ein Wirkungsverlust befürchtet werden muß. Aber auch hier scheinen klinisch nicht vorhersehbare Ausnahmen die Regel zu bestätigen.

Dennoch, die klinische Relevanz muß, wenn die Ergebnisse auch noch so sehr in das klinische Bild einer statistisch insuffizienten oder knapp signifikanten ASS-Wirkung passen, mit Vorbehalt gesehen werden. Allenfalls die Nachuntersuchung an klinischen „Aspirinversagern“ (Abb. 39, Tabelle 28) kann ein deutlicher Hinweis auf einen Zusammenhang zwischen laborchemisch und klinisch insuffizienter Wirkung sein.

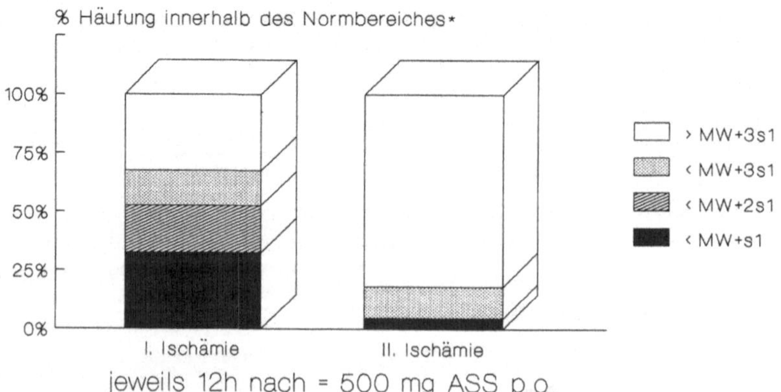

Abb. 39. Verteilung der PR-Indexwerte von 40 Patienten mit einer Ischämie und 22 Patienten mit einer zweiten Ischämie unter ASS-Therapie (*MW* Mittelwert, *s1* einfache Standardabweichung)

Bemerkenswert ist auch, daß die statistische Unterschiedlichkeit der ASS-Einwirkung zwischen Männern und Frauen laborchemisch nicht zu verifizieren ist. Vielmehr zeigt sich hier eine zwar geschlechtsunabhängige, aber individuell sehr unterschiedliche Wirksamkeit der Azetylsalizylsäure.

Für Dextran zeigen sich zwischen TIA und Hirninfarkt, aber auch im Hinblick auf die Wirkdauer der Substanz ganz ähnliche Phänomene wie unter Azetylsalizylsäure. Auch unter Piracetam ergeben sich summarisch gesehen ähnliche Bilder.

2 h nach Medikation zeigen alle drei Substanzen fast einheitliche optimale Wirkung, dann folgt wieder ein langsamer, aber individuell verschiedener Anstieg der Plättchenfunktion. Besonders anhand der zwar nur wenige Patienten umfassenden Untersuchung von TIA-Patienten mit ASS und Piracetam am gleichen Patienten kommt der Verdacht auf, daß das Phänomen der Reaktivierung nach Medikation bei Gefäßpatienten ein vom eingesetzten Thrombopathifikans unabhängiges Phänomen ist.

Da aber auch nach 12 h bzw. 18 h signifikante Verminderungen der Plättchenfunktion festzustellen sind, ist anzunehmen, daß eine irgendwie geartete Reaktivierung der Plättchenfunktion auch limitiert – individuell limitiert – ist.

Am ehesten wäre hier einfach an eine unterschiedliche individuelle Plättchenpolyploidisierung zu denken. Möglicherweise könnte aber auch eine Aktivierung über z. B. den plättchenaggregierenden Faktor [33], der individuell unterschiedlich aktiv sein könnte, nach einem Nachlassen der Wirkung des Thrombopathifikans individuell unterschiedlich – aber im Einzelfall relativ konstant – zu einer Reaktivierung der Plättchenfunktion führen, trotz teilweise gehemmter Prostaglandinsynthese der Plättchen.

Letztlich sind unter Berücksichtigung der vielfachen Möglichkeiten, durch die ein Plättchen aktiviert werden kann (s. Kap. 2), auch im Einzelfall unterschiedliche Mechanismen denkbar.

Auch eine unterschiedlich veränderte Gefäßwandendothelzelle könnte über die Bildung von PAF-Acether [73] oder die Freisetzung von ADP-ATP [310] direkt in die Plättchenfunktion eingreifen (Abb. 2, Abb. 3).

5 Testsysteme und Plättchenfunktion

Aus den bisher aufgezeigten Messungen der Plättchenfunktion unter verschiedenen klinischen Bedingungen ergeben sich natürlich nicht nur Aspekte zur Einordnung der Plättchenfunktion in bestimmte definierte klinische Bilder. Es ergibt sich bei der großen Zahl von Untersuchungen mit verschiedenen methodischen Ansätzen die Möglichkeit, einzelne Meßverfahren unabhängig von der ursprünglichen Untersuchungssituation zu vergleichen, um so den Bogen zur Problematik der Plättchenfunktionsmessung wieder zu schließen und die eingangs offene Frage nach der möglichen unterschiedlichen Leistung einzelner Meßverfahren weiter einzugrenzen.

5.1 Vergleich von Plättchenreaktivität und β-Thromboglobulin

Hier ergaben sich insgesamt 228 Werte im Rahmen von Doppelbestimmungen, wobei Werte ohne und unter Thrombopathifikanzien Berücksichtigung fanden. Der Korrelationskoeffizient $r = 0{,}1953$ läßt eine Beziehung zwischen beiden Meßverfahren auf dem Niveau von $p < 0{,}01$ statistisch wahrscheinlich werden.

5.2 Vergleich von Plättchenreaktivität und Plättchenüberlebenszeit

Insgesamt in 43 Fällen ergaben sich Werte aus beiden Methoden, wobei nur Patienten ohne Behandlung miteinbezogen werden konnten. Auch hier fand sich mit $r = 0{,}4712$ mit $p < 0{,}01$ ein Hinweis auf eine Beziehung beider Verfahren zueinander.

5.3 Vergleich von Plättchenreaktivität und Kollagen-Agarose-Test

An 212 Messungen mit beiden Methoden, in die Patienten mit und ohne Behandlung einbezogen wurden, war $r = 0{,}3245$, und damit ergab sich eine statistische (!) Bestätigung für die Hypothese, daß eine Beziehung zwischen beiden Meßverfahren mit einer Wahrscheinlichkeit von $p < 0{,}01$ besteht.

5.4 Vergleich von Plättchenreaktivität und Plättchenfaktor 4

An 87 Messungen, durchgeführt an Patienten ohne und mit ASS-Behandlung, ergab sich ein Koeffizient von $r = 0{,}0184$ und damit kein sicherer Hinweis auf eine Korrelation beider Methoden.

5.5 Vergleich von Kollagen-Agarose-Test und β-Thromboglobulin

An 29 Proben fand eine Bestimmung mit beiden Methoden statt. r war 0,3981 und damit ergibt sich für die statistische Wahrscheinlichkeit $p < 0{,}05$.

5.6 Vergleich von Kollagen-Agarose-Test und Plättchenüberlebenszeit

An 29 Fällen konnte neben dem Kollagen-Agarose-Test auch die Plättchenüberlebenszeit bestimmt werden. r war 0,4722 und $p < 0{,}05$.

5.7 Vergleich von Kollagen-Agarose-Test und Plättchenfaktor 4

An insgesamt 33 Bestimmungen konnte für diese beiden Methoden mit $r = -0{,}1431$ eine Beziehung nicht wahrscheinlich gemacht werden.

5.8 Vergleich von β-Thromboglobulin und Plättchenüberlebenszeit

38 Untersuchungen waren vergleichbar. Es zeigte sich eine Korrelation von $r = 0{,}218$, damit ergab sich für die Hypothese, daß zwischen beiden Verfahren ein Zusammenhang – der mit einer linearen Regression erfaßbar ist – besteht, von nur einer Wahrscheinlichkeit von 80%.

5.9 Vergleich von β-Thromboglobulin und Plättchenfaktor 4

Hier ergab sich bei 78 Messungen ein Korrelationskoeffizient von 0,0210, der das Signifikanzniveau von 5% nicht erreicht.

5.10 Vergleich von Plättchenüberlebenszeit und Plättchenfaktor 4

Bei einem Koeffizienten von $r = -0{,}3560$ wurde bei 32 Werten auch hier das Signifikanzniveau von 5% nicht erreicht.

5.11 Besprechung der Ergebnisse

Noch am leichtesten ist die Interpretation der fehlenden Korrelation zwischen Plättchenfaktor 4 und den übrigen Meßergebnissen, da hier nicht nur die Plättchenfunk-

Tabelle 30. Statistische Korrelationen zwischen den verschiedenen Plättchenfunktionssystemen (*CAT* Kollagen-Agarose-Test, *PR* Plättchenreaktivität, *β-Tg* β-Thromboglobulin, *PLÜZ* Plättchenüberlebenszeit, *Pf4* Plättchenfaktor 4, *ns* nicht signifikant; * = $p<0{,}05$, ** = $p<0{,}01$)

	CAT	PR	β-Tg	PLÜZ
PR	**	/		
β-Tg	**	**	/	
PLÜZ	*	**	ns	/
Pf4	ns	ns	ns	ns

tion an sich, sondern auch die Bindungskapazität des Endothels mit in ein Meßergebnis eingeht.

Gut passen die Ergebnisse zu den Feststellungen von Kaplan [225], daß hohe Plättchenfaktor-4-Werte, die parallel zum β-Thromboglobulin erhöht sind, als Abnahmefehler zu beurteilen sind.

Das Vorhandensein von statistischen Korrelationen ist zwar nicht zu leugnen, aber die niedrigen Korrelationskoeffizienten bei doch teilweise sehr hohen Zahlen lassen es unwahrscheinlich erscheinen, daß aus Einzelwerten einer Methode auf Einzelwerte der verglichenen Methode geschlossen werden kann. Wenngleich die Korrelationen zwar statistisch signifikant sind, so sind sie im Einzelfall klinisch irrelevant.

Im Gesamtüberblick ist aber nicht nur aus den klinischen Ergebnissen der Kap. 3 und 4 dieser Arbeit, sondern auch aus der Tatsache, daß verschiedene Methoden auch nicht nur direkt, sondern auch indirekt statistisch korrelieren (Tabelle 30), zu vermuten, daß diese zunächst nur statistischen Phänomene klinisch von Bedeutung sein könnten.

Die sicher einfachste Erklärung für die Korrelation – wenn man eine < 1%- bzw. < 5%ige Irrtumswahrscheinlichkeit in Kauf nimmt – könnte sein, daß zwar alle Verfahren etwas von der Plättchenfunktion messen, daß aber aufgrund der großen Zahlen möglicherweise erst deutlich wird, daß offensichtlich all diese „verschiedenen" Plättchenfunktionen etwas Gemeinsames haben müssen. Oder es könnte so sein, daß alle Verfahren zwar noch unterschiedliche Eigenschaften der Plättchen messen, daß sie aber miteinander in enger Verknüpfung stehen oder sich gar gegenseitig beeinflussen, was bei der Komplexität der Plättchenfunktion (s. Kap. 2) nicht unwahrscheinlich wäre.

Betrachtet man zunächst die letzte Version, so könnte es sein, daß vermehrt reaktive Plättchen auch leichter β-Thromboglobulin aus den α-Granula freisetzen und auch nach ASS-Gabe wieder schneller eine vermehrte Anlagerung an polymerisiertes Kollagen auftritt, da aufgrund einer kürzeren Überlebenszeit neu funktionsfähige Plättchen schneller gebildet werden.

Verfolgt man die erstere Überlegung weiter, so könnte es auch sein, daß alle Verfahren nicht mehr als Ausdruck einer vermehrten Plättchenreaktionsbereitschaft sind – unabhängig, was diese letztlich bedeuten mag.

Für klinische Untersuchungen mag dies ein Argument sein, auf die einfache und schnelle Methode der Plättchenreaktivität zurückzugreifen, die als einzige Methode wirklich in jedem Labor als routinefähig einzustufen ist.

Wenngleich der Kollagen-Agarose-Test auch nur eine schnelle Variante einer Meßmethode zur Bestimmung der Plättchenüberlebenszeit sein könnte, so ergeben sich bei besonderen Fragestellungen dennoch gute Argumente, auf diese Methode zurückzugreifen.

Auch ergeben sich aus der Korrelation der Verfahren neue Gesichtspunkte für die Therapie mit Thrombopathifikanzien. Geht man z. B. davon aus, daß die Plättchenüberlebenszeit durch ASS nicht verkürzt werden kann [308], dann stehen hiermit die Ergebnisse, daß der Kollagen-Agarose-Test langfristig unter ASS nach 12 h vergleichbare individuelle Werte ergibt, im Einklang.

Die nur vage Korrelation zwischen Plättchenüberlebenszeit und β-Thromboglobulinspiegel könnte bedeuten, daß mit der Überlebenszeit eine eher chronische „Aktivierung" und mit dem β-Thromboglobulinspiegel eine akute „Aktivierung" gemessen wird. In diesem Kontext müßte dann die Plättchenreaktivität eher ein „unspezifisches" Instrumentarium sein, das eher global auf eine Plättchenfunktionsveränderung anspricht. Eine solche „statistische" Interpretation steht durchaus mit den theoretischen technischen Bedingungen der einzelnen Testbedingungen in Einklang (s. Kap. 2).

Da ASS aber die Plättchenreaktivität und auch den β-Thromboglobulinspiegel beeinflußt, die Plättchenüberlebenszeit dagegen nicht, könnte dies bedeuten, daß ASS offensichtlich bei einem Teil der Patienten eine Dissoziation zwischen Plättchenreaktivität und Plättchenüberlebenszeit bewirkt, was ein Hinweis darauf sein kann, daß ein Plättchenfunktionshemmer kausal an einer Konstellation, die zu einer pathologischen Plättchenfunktion führt, nichts bewirken kann.

In letzter Konsequenz bedeutet dies wieder, daß es Mechanismen geben muß, die die Wirkung der Thrombopathifikanzien überspielen können und daß zu erwarten ist, daß z. B. ASS einem möglichen arteriosklerotischen Grundprozeß nicht hemmen kann. Die Thrombopathifikanzien vom Azetylsalizylsäuretyp wären damit eine Medikation, die nicht atherosklerose-prophylaktisch wirkt, sondern möglicherweise nur dann sinnvoll ist, wenn theoretisch jederzeit ein thrombozytär bedingtes Desaster im Sinne eines Gefäßverschlusses zu erwarten ist.

Dennoch bleibt es – wie oben erwähnt – denkbar, daß z. B. verkürzte Überlebenszeit und erhöhte Plättchenreaktivität unterschiedliche Phänomene eines zumindest im wesentlichen gemeinsamen Grundprozesses sind.

In dieser Hinsicht ließen sich dann auch die aus der Literatur bereits bekannten Untersuchungen zu Korrelationen ganz anderer verschiedener weiterer Plättchenfunktionstestansätze einordnen (Wu und Hoak-Methode mit der kollageninduzierten Plättchenaggregation) [301], β-Thromboglobulin und Plättchenüberlebenszeit [85, 394, 446].

Eine Konsequenz aus dieser „statistischen Analyse" ist insofern zu ziehen, als nunmehr nicht nur auf Grund der klinischen Erfahrung, sondern auch auf Grund statistischer Befunde vermutet werden kann, daß es für die klinische Routine ausreichend sein könnte, sich nur auf ein Testsystem zu beschränken.

6 Zusammenfassung und Ausblick

6.1 Zusammenfassung

Wenngleich Plättchenfunktionsmessung zwangsläufig Artefaktmessung sein muß, so sind die hier gefundenen klinischen Zusammenhänge, z.B. im Ablauf eines Migräneanfalles oder einer TIA, dennoch gute Hinweise darauf, daß der gemessenen Plättchenfunktion zumindest eine Markerfunktion für eine Veränderung der Plättchenreaktionsbereitschaft zukommt.

Mehr aus pathophysiologischer Sicht erscheint es bemerkenswert, daß offensichtlich zwischen Plättchen von Migränepatienten und Hirninfarktpatienten – was die In-vitro-Streßbarkeit angeht – Unterschiede bestehen, die allein nur mit der Messung der Plättchenreaktivität und der Messung des β-Thromboglobulinspiegels nicht zu erfassen sind. Es ist zumindest anzunehmen, daß bei Gefäßplättchen im Gegensatz zu Plättchen von Gesunden und von Migränepatienten ein Unterschied besteht, was die unklare Beziehung zwischen Migräne und Hirninfarkthäufigkeit nicht gerade erhellt.

Der Einfluß von Risikoparametern, besonders Diabetes, Hypertonie und Rauchen, auf die Plättchenreaktionsausgangslage ist nicht unerwartet. Dennoch sollte auch eine möglicherweise „angeborene (?)" Plättchenfunktionsbereitschaft als weiterer Gefäßrisikofaktor oder als frühes Zeichen eines beginnenden allgemeinen Gefäßprozesses Eingang in diagnostisch-therapeutische Überlegungen finden. Wenngleich eine Altersabhängigkeit der Plättchenfunktion allgemein verneint werden muß, so könnte eine erhöhte Plättchenreaktionsbereitschaft ein „Risiko" eines arteriosklerotischen bedingten Ereignisses andeuten, was naturgemäß mit dem Alter an Wahrscheinlichkeit zunimmt.

Zukünftige Untersuchungen müssen klären, ob der Messung der Plättchenreaktivität der Rang einer vaskulären „Screening"-Untersuchung zukommen kann.

Unter klinischem Blickwinkel dürfte bei der Diagnose VBI die im Vergleich zur TIA häufiger normale Plättchenfunktion ein Hinweis auf z.T. unterschiedliche pathogenetische Mechanismen sein. Bei der TIA sind die Korrelationen aber so eindeutig, daß eine TIA-Anamnese bei normaler Plättchenfunktion eher die Ausnahme sein dürfte.

Im Gegensatz zu Patienten mit Demenzen vom Alzheimer-Typ, multipler Sklerose oder Muskelkontraktionskopfschmerz ergeben sich für Patienten mit Migräne bei mehr als zwei Drittel der Patienten und Patienten mit zerebrovaskulärer Insuffizienz sowie für Patienten mit Parkinson-Syndrom zumindest bei knapp der Hälfte aller Untersuchten Hinweise auf eine alterierte Plättchenfunktion. Wenn es auch noch zu früh ist, diese Ergebnisse als pathogenetischen Bestandteil der Erkrankungen zu evaluieren, so sind es vielleicht Veränderungen, die möglicherweise Hinweise auf einen vaskulären Begleitprozeß sind und die zumindest im Ansatz weitergehende Therapiemöglichkeiten eröffnen.

Was den Einfluß der Thrombopathifikanzien angeht, so zeigt sich generell die Möglichkeit, Plättchenfunktion zu normalisieren, wobei die gewählte Substanz primär unerheblich ist. Erheblicher ist das Wiederauftreten funktionsfähiger Plättchen bereits 2–4 h nach Medikation, d.h. mit Abnahme des Thrombopathifikans aus dem Kreislauf. Unklar bleibt der zugrundeliegende Mechanismus der Reaktivierung. Ob es letztlich eine vermehrte Bildung des PAF-Acethers oder Änderungen von Membranstrukturen bzw. Membranpotentialen oder nur die erhöhte Plättchenneubildung im Einzelfall ist, bleibt weiteren Untersuchungen vorbehalten, die nunmehr mit der hier entwickelten schnellen Methode zur Messung der Plättchenüberlebenszeit durchaus realisierbar werden dürften.

Klinisch von Bedeutung könnte jedoch sein, daß angenommen werden muß, daß ca. 35–45% aller behandelten Patienten mit TIA oder Hirninfarkten bereits laborchemisch nur fraglich von den gewählten Behandlungsmaßnahmen der Plättchenfunktionshemmung profitieren. Eine ASS-Einzeldosis kann jedoch nach den Laborergebnissen durchaus gesenkt werden, so daß sich als mögliches Konzept geringere Einzeldosen, dafür aber häufigere Applikationen ergibt.

Plättchenfunktionsmessung kann zwar klinische Diagnostik nicht ersetzen, aber bei der Entscheidung helfen, welche Patienten nicht auf ASS ansprechen und vielleicht besser z.B. mit Antikoagulanzien behandelt werden sollten, oder welche „Demenz“-Patienten oder welche Parkinson-Patienten Hinweise für begleitende vaskuläre Prozesse haben.

6.2 Ausblick

Obgleich eine jede klinische oder pathophysiologische Neuinterpretation von Laborergebnissen oft nur eine schon ausreichend vorhandene Konfusion eher fördert als klärt, soll im folgenden doch versucht werden, unter Berücksichtigung der Relativität gewonnener Laborergebnisse Folgen für klinische Überlegungen aufzuzeigen.

Unter Berücksichtigung der bisherigen Überlegungen zur physiologischen Plättchenfunktion [359] und den hier gewonnenen Ergebnissen läßt sich ein von der Verletzungstheorie der Atherosklerose-Entstehung [248] ausgehendes Bild für Gefäßpatienten unter Berücksichtigung der Überlegungen zur unspezifischen Mesenchymreaktion [194] entwerfen (Abb. 40).

Geht man davon aus, daß eine der wesentlichen Aufgaben der Plättchenfunktion die vorübergehende Schließung von Endothellücken ist [359, 411], dann muß jede erhöhte Endothelschädigung eine vermehrte Beanspruchung des Plättchenreparatursystems bedeuten. Da Plättchen auch Teile ihres Reaktionsmechanismus für bestimmte Funktionen und Aufgaben nutzen können und keineswegs nach dem „Alles- oder Nichts“-Prinzip funktionieren, ist es durchaus denkbar, daß eine übermäßige Beanspruchung des Plättchenreparatursystems, die z.B. mit einer Erniedrigung des hohen Energiepotentials [358] der Plättchen einhergeht, eine differenzierte, d.h. ausgewogene Plättchenfunktion nicht immer aufkommen läßt.

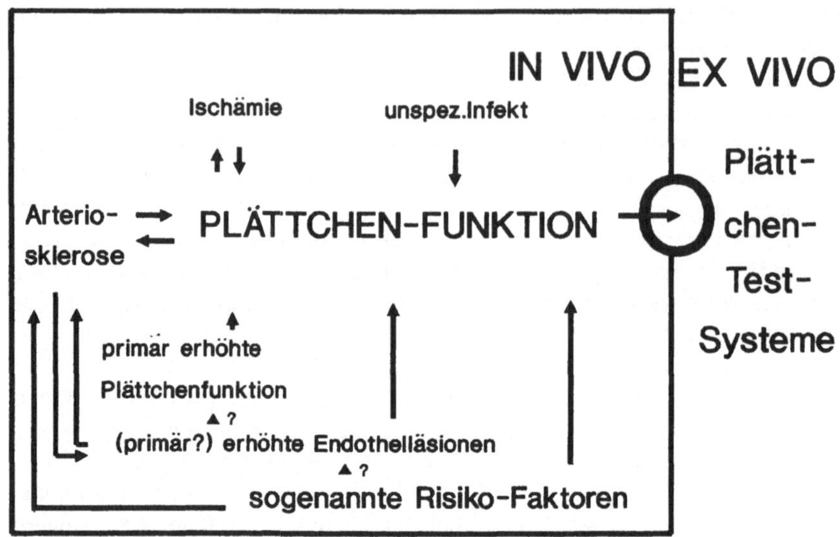

Abb. 40. Plättchenfunktion und die Möglichkeiten der Diagnostik

Diese Situation des unausgewogenen Verhaltens der Plättchen könnte dann den „pathologischen (?) Veränderungen“ entsprechen, die in den In-vitro-Testsystemen erfaßbar sind – ein Blick durch ein Schlüsselloch, das, unabhängig vom Winkel des Einblickes, immer fast den gleichen Bildausschnitt freigibt, aber nie den Blick auf das ganze Bild ermöglichen kann.

Eine solche Interpretation würde z. B. das erhöhte Risiko für Psoriasispatienten, bei denen pathogenetisch ein gestörtes Mitosenkontrollsystem angenommen wird, an Gefäßprozessen zu erkranken [269] und gleichzeitig deren erhöhte Plättchenfunktionsbereitschaft [32] über einen gemeinsamen Mechanismus eines überstürzten unkontrollierten Zellumsatzes des Gefäßendothels erklären können.

Andererseits könnte bei einem Migränepatienten nicht so sehr die Endothelläsion als Stimulator, sondern eine rezidivierende Ischämie eine erhöhte Leistung von den Plättchen fordern, was sich ebenfalls in einer erhöhten Plättchenreaktivität äußern könnte, ohne daß in anderen Situationen eine ausgewogene Plättchenfunktion zwangsläufig gestört sein muß.

Der Einfluß einzelner, besonders aber der Einfluß kumulierender Risikofaktoren könnte sich doppelt ungünstig auf die Plättchenfunktion auswirken, da sie unspezifisch einerseits das Endothel, andererseits auch das Plättchen in seinem Funktionsgleichgewicht stören könnten.

Im Laufe eines auftretenden ischämischen Ereignisses bei progredientem Gefäßprozeß könnten dann die – ähnlich wie in der Migräneattacke – extremen Plättchenfunktionssteigerungen dadurch erklärbar werden, daß bei einer Ischämie Arachidonsäure aus zerstörten Zellmembranen frei werden müßte, die in hohen Konzentrationen selbst aspiringehemmte Plättchen aktivieren kann [191].

Auch die „gute“, d.h. relativ langfristige Hemmbarkeit der Plättchenfunktion – soweit sie meßbar ist – bei gesunden Probanden und die doch noch akzeptable

Hemmbarkeit der Plättchenfunktion bei Migränepatienten unterstützen eine differenzierte Betrachtungsweise der „erhöhten" Plättchenfunktion, denn bei Gefäßpatienten ist die Hemmbarkeit der Plättchenreaktivität offensichtlich in vielen Fällen zeitlich sehr stark limitiert.

Bedenkt man, daß die Endothelzelle über ATP-ADP, aber auch über eine Bildung von plättchenaktivierendem Faktor [73] die Aspirinwirkung überspielen kann und die Plättchen zur Anlagerung bringen kann, dann wird verständlich, warum offensichtlich unabhängig vom hemmenden Substrat die zeitliche Limitation der Wirkung der Hemmsubstanz individuell konstant reproduzierbar persistent ist. Es wird aber auch einsichtig, warum eine Hemmung der Plättchenprostaglandinsynthese ein wenig erfolgversprechendes Therapieprinzip sein dürfte, zumal bereits Streß – trotz Hemmung der Prostaglandinsynthese – die Plättchenfreisetzung von β-Thromboglobulin bei gesunden Probanden steigert [270].

Es könnte daher denkbar sein, daß Plättchenfunktionshemmung zwar kurzfristig einen Circulus vitiosus unterbricht, an dessen Ende die Arteriosklerose mit ihren Komplikationen akuter ischämischer Ereignisse steht. Langfristig aber ist ein solcher Ansatz möglicherweise wenig erfolgversprechend, wenn es nicht gelingt, zugrundeliegende Pathomechanismen zu beeinflussen.

Wenn die meßbare Plättchenfunktion – ob Migräne oder Gefäßprozeß – nur im klinischen Kontext zu bewerten ist, so könnte sie – und dieses zeigen die deutlichen Hinweise zur Beeinflussung der Plättchenfunktion durch Risikofaktoren, aber auch die Tatsache, daß bei einer genetischen Risikogruppe, den gesunden Angehörigen von Hirninfarktpatienten, 20% erhöhte Plättchenfunktionswerte zeigen – helfen, frühzeitig diejenigen zu erkennen, die möglicherweise in jedem Fall vermeidbare Risikofaktoren umgehen sollten und regelmäßig auf neu auftretende Risikofaktoren untersucht werden sollten.

In der Therapieüberwachung mit Plättchenfunktionshemmern – und diese unterstützen besonders die Ergebnisse bei Patienten mit ischämischen Zweitereignissen unter Aspirin – besteht möglicherweise die Möglichkeit, die „Nonresponder" zu selektieren und besonders sorgfältig und engmaschig zu überwachen.

Die Frage, ob es unter der Berücksichtigung der Thromboxan-A_2-Prostazyklinschiene in den Plättchen bzw. den Endothelzellen nicht günstiger ist (Abb. 2), ganz auf Prostaglandinsynthesehemmer in der Therapie der Plättchenfunktionshemmung zu verzichten, soweit sie nicht selektiv nur das Plättchen betreffen, läßt sich nicht abschließend beurteilen.

Nur wenn Arteriosklerose mehr als eine erhöhte Plättchenfunktion ist, dann kann die Fähigkeit der Endothelzelle zur Prostaglandinsynthese, die dem Plättchen möglicherweise zur Ablösung aus einem nur kurzfristig gestörten Endothelzellverband nützen könnte, nicht hoch genug eingeschätzt werden.

Eine sich aus den hier vorgestellten Ergebnissen abzuleitende Forderung, Aspirin zwar so gering dosiert wie möglich, aber dafür so häufig wie möglich zu geben, könnte unter solchen Überlegungen nur aufrecht erhalten werden, wenn es – wie neuere Untersuchungen zeigen [343] – tatsächlich möglich ist, ohne Plasmaspiegel von Azetylsalizylsäure die Plättchenfunktion zu hemmen.

Allerdings sind bei einem drohenden akuten ischämischen Ereignis solche Überlegungen im Hinblick auf eine aktuell notwendige möglichst gute Hemmung der Plättchenfunktion sicher sekundär.

Es könnte aber somit durchaus denkbar sein, daß eine Hemmung der Plättchenfunktion durch „nicht-prostaglandinhemmende“ Plättchenfunktionshemmer langfristig wesentlich erfolgversprechender sein könnte als Versuche, eine isolierte Thromboxanhemmung zu erzielen.

In jedem Fall erscheint nicht nur die Plättchenfunktionshemmung, sondern auch die konsequente Therapie der Risikofaktoren ein Problem der langfristigen Patientenführung und nicht so sehr nur ein Problem der heutigen therapeutischen Möglichkeiten zu sein. Aber auch hier könnte eine Einbeziehung der Plättchenreaktivitätsmessung die Compliance der Patienten wesentlich erhöhen, da hiermit ein – wenn auch nur laborchemisches – Feedback der Therapie innerhalb von Minuten möglich wird.

Nur, Ergebnisse einer Plättchenfunktionsmessung an sich werden kaum jemals ohne klinischen Kontext relevante Aussagen ermöglichen können. Wie bei jedem Laborwert muß auch hier die klinische Fragestellung nicht nur eine Indikation zur Labordiagnostik stellen, sondern auch den Hintergrund zur individuellen Interpretation des Laborwertes abgeben.

Literatur

1. Abu-Zeid HAM, Choi NW, Main KK, Hasu NA, Nelson NA (1977) Relative role of factors associated with cerebral infarction and cerebral hemorrhage. Stroke 8:106
2. Acheson J, Hutchinson CE (1964) Observations on the natural history of transient cerebral ischaemia. Lancet I:871
3. Acheson J, Danta G, Hutchinson EC (1969) Controlled trial on dipyridamol in cerebral vascular disease. Br Med J I:614
4. Adams GA, Swenson SD, Rock G (1982) Serotonin uptake by stored platelets. Thromb Res 28:281
5. Ad Hoc Commitee on Classification of Headache (1962) Classification of headache. Arch Neurol 6:173
6. Ad Hoc Commitee (1975) A classification and outline on cerebrovascular disease II. Stroke 6: 564
7. Adelstein RS, Pollard TD (1978) Platelet contractile proteins. In: Spaet TH (ed) Progress in hemostasis and thrombosis, vol 4. Grune & Stratton, New York, p 37
8. Aledort LM (1976) Platelets and thromboembolism. In: Donoso E, Haft JI (eds) Thrombosis, platelets anticoagulation and acetylsalicylic acid. Thieme, Stuttgart, p 156
9. Ali M, McDonald JWD, Thiesen JJ, Coates PE (1980) Plasma acetylsalicylate and salicylate and platelet cyclooxygenase activity following plain and enteric-coated aspirin. Stroke 11:9
10. Al Mefty O, Marano G, Rajaraman S, Nuget R, Rodman N (1979) Transient ischemic attacks due to increased platelet aggregation and adhesiveness. J Neurosurg 50:449
11. Amery WK (1984) Cerebral hypoxia and migraine. In: Amery WK, van Nueten JM, Wauquier A (eds) The pharmacological basis of migraine therapy. Pitman, London, p 118
12. Anschütz R (1903) Berichte der Deutschen Chemischen Gesellschaft 36:463
13. Arocha F, Diez-Ewald M, Durago AI, Sulbaran T (1985) Platelet activity in mitral valve prolapse: A study of platelet aggregation, malondialdehyde production and plasma β-thromboglobulin. Am J Hemat 19:21
14. Aspirin Myocardial Infarction Study Group (1980) A randomized controlled trial of aspirin in persons recovered from myocardial infarction. JAMA 243:661
15. Assmann G (1982) Lipidstoffwechsel und Atherosklerose. Schattauer, Stuttgart
16. Avenarius HJ, Deinhardt J (1980) Durchführung und Auswertung von Aggregationstesten. In: Voss H von, Göbel U (Hrsg) Praktische Anwendung der Thrombozytenfunktionsdiagnostik. Thieme, Stuttgart, S 57

17. Axen R, Porath J, Earnback S (1972) Chemical coupling of peptides and proteins to polysaccharides by means of cyanogen halides. Nature 214:1302
18. Balleisen L, Marx R, Kühn K (1976) Platelet collagen interaction. Haemostasis 5:155
19. Bam WJ, Yako PM (1984) Correlation between hypertension and cerebrovascular accidents in black patients. S Afr Med J 65:638
20. Bamberg E, Bauer O, Herrmann W, et al (1978) Primärer Formwandel der Thrombozyten in vitro. Blut 37:327
21. Barker AB, Resch JA (1965) An approach to the etiologic mechanisms in cerebral atherosclerosis. In: Millikan C, Siekert J, Whisnant J (eds) Cerebral vasular diseases. Grune & Stratton, New York
22. Barkylo B, Conti MA, Adelstein RS (1977) Properties of platelet myosin light chain phosphatase. Biophys J 17:270
23. Barnett HJM, Jones MW, Boughner DR, Kostuk WJ (1976) Cerebral ischemic events associated with prolapsing mitral valve. Stroke 33:1979
24. Barnett HJM (1977) Platelet and coagulation function in relation to thrombembolic stroke. Adv Neurol 16:45
25. Barnett HJM, McDonald JWD, Sackett DL (1978) Aspirin – Effective in males threatened with stroke. Stroke 9:295
26. Barnhart MI, Sahn-Te Chen, Barmatoski S, Kucukcelebi A (1979) Influence of piracetam on platelet vessel-wall interactions, preliminary observations on endothelium. International Symposion on Nootropic Drugs, Rio de Janeiro
27. Bauch HJ, Ilsemann K, Beel H, Voss B, Balleisen L (1985) A double antibody sandwich microelisa for measuring human platelet factor 4. Thromb Res 37:573
28. Baumgartner HR, Born GVR (1968) Effects of 5-hydroxy-tryptamine on platelet aggregation. Nature 218:137
29. Baumgartner HR, Muggli R, Tschopp TB, Turitto VT (1976) Platelet adhesion, release and aggregation in flowing blood: Effects of surface properties and platelet function. Thromb Haemost 35:124
30. Begemann H, Harwerth HG (1974) Praktische Hämatologie. Thieme, Stuttgart
31. Benditt EP (1977) The origine of atherosclerosis: The monoclonal hypothesis, which holds that the proliferating cells of an atherosclerotic plaque all stem from one mutated cell, suggests new lines of research of the causes of coronary disease. Sci Am 236:74
32. Berrettini M, Parise P, Costantini V, Grasselli S, Nenci GG (1985) Platelet activation in psoriasis. Thromb Haemost 54:195
33. Beviste J, Vargafting BB (1983) Patelet activating factor: An other lipid with biological activity in ether lipids. Biochemical and biomedical aspects. Academic Press, New York, p 355
34. Bessis M (1977) Blood smears reinterpreted. Springer, Berlin Heidelberg New York
35. Best LC, Jones PBB, Russel RGG (1980) The relationship between the production of thromboxan B2 and malondialdehyde in human platelets. Clin Sci 59:131
36. Bick RL (1979) In vivo platelet inhibition by piracetam. Lancet II:725
37. Bick RL, Skonia J (1979) Piracetam: Results of preliminary in vivo trials as platelet supressant. International Symposion on Nootropic Drugs, Rio de Janeiro
38. Biggs MJ, Johnson ES (1984) The autonomic nervous system and migraine pathogenesis. In: Amery WK, van Nueten JM, Wauquier A (eds) The pharmacological basis of migraine therapy. Pitman, London, p 99
39. Birkmayer W, Riederer P (1985) Parkinson's disease. Springer, Wien New York
40. Bischoff A (1975) Neuropathy in leukodystrophies. In: Dyck PJ, Thomas PK, Lambert EH (eds) Peripheral neuropathy. Saunders, Philadelphia, p 892
41. Bizzozero J (1882) Über einen neuen Formbestandteil des Blutes und dessen Rolle bei der Thrombose und Blutgerinnung. Arch Pathol Anat Physiol Klin Med 90:261
42. Blau JN (1984) Towards a definition of migraine headache. Lancet II:338
43. Bogousslavsky J, Regli F (1985) Cerebral infarct in apparent transient ischemic attack. Neurology 35:1501
44. Bogousslavsky J, Regli F, van Melle G (1985) Risk factors and concomitants of internal carotid artery occlusion or stenosis. Arch Neurol 42:864
45. Bogousslavsky J, Hatchinski VC, Boughner DR (1986) Cardiac and arterial lesion, in carotid transient ischemic attacks. Arch Neurol 43:223

46. Bogousslavsky J, Hatchinski VC, Boughner DR, Fox AL, Vinula F, Barnett HJM (1986) Clinical predictors of cardiac and arterial lesions in carotid transient ischemic attacks. Arch Neurol 43:229
47. Boisen E (1975) Strokes in migraine: Report on seven strokes associated with severe migraine attacks. Dan Med Bull 22:106
48. Bolton AE, Lundlam CA, Moore S, Cash JD (1976) Three approaches to the radioimmunassay of human β-thromboglobulin. Br J Haematol 33:233
49. Born GVR, Bricknell J (1959) The uptake of 5-hydroxytryptamine by blood platelets in the cold. J Physiol 147:153
50. Born GVR (1962) Aggregation of blood platelets by adenosine diphosphate. J Physiol 209:487
51. Born GVR (1982) Die Rolle der Thrombozyten bei der Athero- und Thrombogenese. In: Rheinisch-Westfälische Akademie der Wissenschaften Nr 295, Sitzung Vortag N320. Westdeutscher Verlag, Opladen
52. Boston Collaborative Drug Surveillance Group (1974) Regular aspirin intake and acute myocardial infarction. Br Med J I:440
53. Bousser MG, Eschwege E, Haguenau M (1983) Controlled trial of aspirin and dipyramidole in the secondary prevention of atherothrombotic cerebral ischemia. Stroke 14:5
54. Boysen G, Boss AH, Odum N, Olsen JS (1984) Prolongation of bleeding time and inhibition of platelet aggregation by low dose acetylsalicylic acid in patients with cerebrovascular disease. Stroke 15:241
55. Brady RO, Gal AE, Bradly M, Martensson E (1967) The metabolism of ceramide trihexosides. J Biol Chem 242:1021
56. Brandt M, Sommer J, Hofmann KD (1981) Beeinflussung der Thrombozytenfunktion durch hormonale Kontrazeptiva unterschiedlicher Zusammensetzung. Zentralbl Gynäkol 103:631
57. Breddin K (1971) Thrombozytenaggregationshemmung, neues Prinzip der antithrombotischen Therapie. Therapeutische Berichte (Bayer) 43:116
58. Breddin HK, Grun H, Krzywanek HJ, Schremmler WP (1976) On the measurement of spontaneous platelet aggregation. The platelet aggregation test III. Methods and first clinical results. Thromb Haemost 35:669
59. Breddin HK, Scharrer H, Krzywanek HJ, Jäger W (1976) Prüfung von Methoden zur Erkennung einer gesteigerten Plättchenaggregation und zur Erfassung der Wirkung von Aggregationshemmern. In: Breddin HK, Heimburger N, Hemker HC, Loew D, Lüscher EF (Hrsg) Die Rolle der Blutplättchen in der Thrombose. Schattauer, Stuttgart, S 23
60. Breddin HK, Ziemen M, Bauer O et al (1980) Time and temperature dependent changes of ADP and collageninduced and spontaneous aggregation. Thromb Res 19:621
61. Breddin HK (1985) Behandlung mit Thrombozytenfunktionshemmern bei Zustand nach Herzinfarkt. In: Tilsner V, Matthias FR (Hrsg) Gerinnungswirksame Therapie beim Myokardinfarkt. Editiones Roche, Basel, S 159
62. Berde B, Fanchamps A (1975) Importance of humeral mediators for the pathogenesis and treatment of migraine. In: Barolin GS, Saurugg D, Hemmer W (Hrsg) Kopfschmerz/Headache. Spatz, München
63. Breton-Gorius J, Guichard J (1975) Two different types of granules in megakaryocytes and platelets as revealed by diaminobenzidine reaction. J Microscop Biol Cell 23:197
64. Brune GG (1982) Das Parkinson-Syndrom. Dtsch Ärztebl 79:45
65. Brune GG, Plenge TW (1983) Parkinson-Syndrom. In: Hopf HC, Poeck K, Schliack H (Hrsg) Neurologie in Klinik und Praxis, Bd I. Thieme, Stuttgart
66. Bruyn GW (1984) The pathomechanism of migraine as basis for pharmacotherapy – A clinican's epilogue. In: Amery WK, van Nueten JM, Wauquier A (eds) The pharmacological basis of migraine therapy. Pitman, London, p 279
67. Bunting RW, Peerschke EJ, Zucker MB (1978) Human platelet sialic acid content and tritium incorporation after ADP-induced shape change and aggregation. Blood 52:643
68. Burch JW, Stanford N, Majerus PW (1977) Inhibition of platelet cyclo-oxygenase by oral aspirin. Clin Res 25:513
69. Burch JW, Stanford N, Majerus PW (1978) Inhibition of platelet prostaglandin synthetase by oral aspirin. J Clin Invest 61:314
70. Busch C, Dawes J, Pepper DS, Wasteson A (1980) Binding of platelet factor 4 to cultured human endothelial cells. Thromb Res 19:129

71. Busse O (1983) Ischämischer Hirninsult. In: Dorndorf W (Hrsg) Schlaganfälle – Klinik und Therapie. Thieme, Stuttgart, S 85
72. Butinelli C, Lazzaro MP, Lenzi GL, Paolucci S, Prencipe M (1985) Correlation between migraine and circulating platelet aggregates. Cephalalgia 2:87
73. Camussi G, Aglietta M, Malavasi F, Tetta C, Piacibello W, Sanavio F, Bussolino F (1983) The release of platelet activating factor from human endothelial cells in culture. J Immunol 131: 2397
74. Canadian Cooperative Stroke Study Group (1978) A randomized trial of aspirin and sulfinpyrazone in threatened strokie. N Engl J Med 299:53
75. Candelise L (1979) Antiplatelet treatment in thrombembolic cerebrovascular disease. In: Goldstein MPH, Bolis L, Fieschi C, Gorini S, Milikan CH (eds) Cerebrovascular disorders and stroke. Adv Neurol 25:287
76. Candelise L, Bianchi F, Galligoni F, et al (1984) Italian multicenter study on reversible cerebral ischemic attacks III – influence of age and risk factors on cerebrovascular atherosklerosis. Stroke 15:379
77. Candelise L, Vigotti M, Fieschi C, et al (1986) Italian Multicenter Study on reversible cerebral ischemic attacks: VI – Prognostic factors and follow up results. Stroke 17/5:842
78. Cananzi AR, Milone FF, Toledo M, D'Andrea G (1985) Platelet activity in cluster headache. Cephalalgia 5/3:408
79. Capitanio AM, Niewiarowski S, Rucinski B, Tuszynski GP, Cierniewski CS, Hershock D, Kornecki E (1985) Interaction of platelet factor 4 with human platelets. Biochem Biophys Acta 839:161
80. Capobianco JO, Miller MF, Hollemann WH (1981) The role of metabolic energy in platelet collagen adhesion. Thromb Res 23:79
81. Carbone JV, Furth FW, Scott R, Crosby WH (1954) A haemostatic defect associated with dextran infusion. Proc Soc Exp Biol Med 85:101
82. Cattaneo M, Canciani MT, Mannucci MP (1985) Human platelet aggregation and release reaction induced by platelet activating factor (PAF-acether)-effects of acetylsalicylic acid and external ionized calcium. Thromb Haemost 221
83. Cazenave JP, Reimers HJ, Kinlough-Rathbone MDRL, Packham MA, Mustard JF (1976) Effects of sodium periodate on platelet functions. Lab Invest 34:471
84. Cazenave JP, Blondowska D, Richardson M, Kinlough-Rathbone RL, Packham MA, Mustard JF (1979) Quantitative radioisotopic measurement and scanning electron microscopic study of platelet adherence to collagen coated surface and subendothelium with a rotating probe device. J Lab Clin Med 93:60
85. Cella G, Zahavi J, de Haas HA, Kakkar VV (1979) β-Thromboglobulin platelet production time and platelet function in vascular disease. Br J Haematol 43:127
86. Cervos-Navarro J, Sakander HJ (1982) Neuropathologische Grundlagen dementieller Syndrome. 22. Int Neuropsychiatrisches Symposium, Pula/Jugoslawien
87. Charo IF, Feinmann RD, Detwiler TC, Smith JB, Ingermann CM, Silver MJ (1977) Prostaglandin endoperoxides and thromboxane A2 can induce platelet aggregation in the absence of secretion. Nature 269:66
88. Clauss A (1957) Fibrinogenmessung. Acta Haematol (Basel) 17:237
89. Clifford Rose F (1985) Preface. In: Clifford Rose F (ed) Modern approaches to the dementias. Karger, Basel
90. Clifford Rose F (1985) The role of platelets in migraine. Cephalalgia 2:83
91. Cohen I, Kaminski E, De Vries A (1973) Actin linked regulation of human platelet contractile system. Fed Eur Biol Soc 34:315
92. Cohen I, Gerrad JM, Bergmann RN, White JG (1979) The role of contractile microfilaments in platelet activation. In: Peeters H (ed) Protides of biological fluids. Pergamon Press, Oxford, p 555
93. Cohen I, Glaser T, Veis A, Bruner-Lorand J (1981) Ca^{++} dependent cross-linking processes in human platelets. Biochem Biophys Acta 676:137
94. Cohen I, Gerrad JM, White JG (1982) Ultrastructure of clots during isometric contraction. J Cell Biol 93:775
95. Cohen LS (1976) Clinical pharmacology of acetylsalicylic acid. In: Donoso E (eds) Current cardiovascular topics, vol II. Thieme, Stuttgart, p 166

96. Colwell JA, Halushka PV, Sarji K, Levine J, Sagel J, Nair RMG (1976) Altered platelet function in diabetes mellitus. Diabetes 25:826
97. Couch JR, Hassanein RS (1977) Platelet aggregability in migraine. Neurology 27:843
98. Couch JR, Hassanein RS (1977) Platelet hyperaggregability in multiple sclerosis. Trans Am Neurol Assoc 102:62
99. Couch JR, Springfield IL, Hassanein RS (1981) Recurrent severe headache (RSHA) as an indicator of increased risk for atherosclerosis-related disease. Neurology 31/2:45
100. Cronberg S, Robertson B, Nielson IM, Nilehn JE (1968) Suppressive effect of dextran on platelet adhesiveness. Thromb Diath Haemorh 16:432
101. Cutler L, Rodan G, Feinstein MB (1978) Cytochemical localization of adenylate cyclase and of calcium ion, magnesium ion-activated ATP-ases in the dense tubular system of human blood platelets. Biochem Biophys Acta 542:357
102. D'Andrea G, Cananzi A, Toldo M, Cortelazzo S, Ferro-Milone F (1983) Platelet behavior in classic migraine: Responsiveness to small doses of aspirin. Thromb Haemost 49:153
103. D'Andrea G, Toldo M, Cananzi A, Ferro-Milone F (1984) Study of platelet activation in migraine: Control by low dose of aspirin. Stroke 15:271
104. Danta G (1979) Second phase platelet aggregation by adenosin diphosphate in patients with cerebral vascular disease and in control subjects. Thromb Diath Haemorh 23:159
105. Da Prada M, Picotti GB, Kettler R, Launay JM (1981) Serotonin, histamin, catecholamines, norephedrine and octapamine in blood platelets. In: Rotman A, Meyer FA, Gitler C, Silberberg A (eds) Platelets cellular response mechanisms and their biological significance. Wiley, New York, p 227
106. David-Ferreira JF (1964) The blood platelet: Electron microscopic studies. Int Rev Cytol 55:89
107. Davies MJ, Thomas T (1981) The pathological basis and microanatomy of occlusive thrombus formatin in human coronary arteries. Philos Trans R Soc Lond [Biol] 294:225
108. Davis JW, Hartmann CR, Lewis DH, et al (1985) Cigarette smoking-induced enhancement of platelet function. Lack of prevention by aspirin in men with coronary artery disease. J Lab Clin Med 105:479
109. Davis RB, White JG (1968) Localization of 5-hydroxytryptamine in blood platelets. A radioautographic and ultrastructural study. Br J Haematol 15:93
110. Dawes J, Smith RC, Pepper DS (1978) The release, distribution and clearance of human β-thromboglobulin and platelet factor 4. Thromb Res 12:851
111. Day HJ, Holmsen H (1971) Concepts of the blood platelet release reaction. Sem Haematol 4:3
112. De Clerck F (1984) A contribution to the role of 5 hydroxytryptamine in blood platelet function. Habilitationsschrift, Universität Antwerpen
113. De Gaetano G, Rajtar G, Livio M, Merino J (1980) Arachidonic acid induced malondialdehyde formation in rat platelets. Naunyn Schmiedebergs Arch Pharmacol 312:85
114. De Gaetano G, Gerlatti C, Bertele V (1982) Pharmacology of antiplatelet drugs and clinical trials on thrombosis prevention: A difficult link. Lancet II:974
115. Denny-Brown D (1962) The basal ganglia and their relation to disorders of movement. Oxford University Press, London, p 144
116. Deshmuk SV, Harper AM (1973) The effect of serotonin on cerebral and extracerebral blood flow with possible implications in migraine. Acta Neurol Scand 49:649
117. Deshmuk SV, Meyer JS, Mouche RJ (1976) Platelet dysfunction in migraine: Effect of self-medication with aspirin. Thromb Haemost 36:319
118. Deshmuk SV, Meyer JS (1977) Cyclic changes in platelet dynamics and the pathogenesis and prophylaxis of migraine. Postgrad Med 68/1:133
119. Deul FT, Huang JS (1984) Platelet derived growth factor. J Clin Invest 74:669
120. Deykin D (1976) Platelet function. In: Donose E (eds) Current cardiovascular topics, vol II. Thieme, Stuttgart, p 60
121. Diener HC, Dichgans J, Groth H (1982) Risikofaktoren und Begleiterkrankungen bei Stenosen und Verschlüssen der A. carotis interna. Fortschr Neurol Psychiatr 50:310
122. Di Perri T, Guerrini M, Pasini FL (1985) Hemorheological factors in the pathophysiology of acute and chronic cerebrovascular disease. Cephalalgia 2:72
123. Dorfmann LJ, Marshall WH, Enzmann DR (1979) Cerebral infarction and migraine: Clinical and radiologic correlations. Neurology 29:317
124. Doughtery JH, Levy ED, Weksler BB (1977) Platelet activation in acute cerebral ischaemia. Lancet I:16

125. Doughtery JH, Levy ED, Weksler BB (1979) Experimenterial cerebral ischemia produces platelet aggregates. Neurology 29:1460
126. Doughtery JH, Levy ED, Weksler BB (1981) Gesteigerte Blutplättchenfunktion bei cerebraler Ischämie. In: Breddin HK, Loew K, Überla K, Dorndorf W, Marx R (Hrsg) Prophylaxe venöser, peripherer, kardialer und zerebraler Gefäßkrankheiten mit Acetylsalicylsäure. Schattauer, Stuttgart, S 143
127. Dyerberg J, Bang HO (1979) Lipid metabolism atherogenesis, and haemostasis in Eskimos: The role of the prostaglandin-3 family. Haemostasis 8:227
128. Dyken ML (1982) Transient ischemic attacks and stroke: Aspirin trials. In: Bang NU, Glover JL, Holden RW (eds) Thrombosis and atherosclerosis. Year Book Medical Publ, Chicago, p 393
129. Dyken ML, Wolf PA, Barnett HJM (1984) Risk factors in stroke. Stroke 15:1105
130. Edvinsson L, Degueurce A, Duverger D, MacKenzie ET, Scatton B, Uddman R (1983) Coupling between cerebral blood flow and metabolism: A role for serotonin? In: MacKenzie ET (ed) LERS 2. Raven Press, New York
131. Ellis EF, Nies AS, Oates JA (1977) Cerebral arterial smooth muscle contraction by thromboxane A2. Stroke 8:480
132. Elwood PC, Cochrane AL, Burr ML (1974) A randomized controlled trial of acetysalicylic acid in the secondary prevention of mortality from myocardial infarction. Br Med J I:436
133. Elwood PC, Sweetnam PM (1979) Aspirin and secondary mortality after myocardial infarction. Lancet II:1313
134. Epstein FH (1976) Genetics of ischemic heart disease. Postgrad Med J 52:477
135. Fantl P, Waard HA (1955) The thromboplastic component of intact blood platelets is present in mask form. Aust J Exp Biol Med Sci 36:499
136. Ferrans VJ, Hibbs RG, Burda CD (1969) The heart in Fabry's disease – A histochemical and electron microscopic study. Am J Cardiol 24:95
137. Fields WS, Lemark NA, Frankowski RF (1978) Controlled trial of aspirin in cerebral ischemia. Stroke 8:301
138. Fields WS, Lemark NA, Frankowski RF (1978) Controlled trial of aspirin in cerebral ischemia, part II: Surgical group. Stroke 9:309
139. Files JC, Malpass TW, Yee EK, Ritchie JL, Harker L (1981) Studies of human platelet α-granule release in vivo. Blood 58:607
140. Fischer ER, Hellstrom HR, Myers JD (1960) Disseminated atheromatous emboli. Am J Med 29:176
141. Fischer M, Levine PH, Fullerton AL, Fronsberg A (1982) Marker proteins of platelet activation in patients with cerebrovascular disease. Arch Neurol 39:692
142. Fischer PA (1984) Parkinson plus – Einleitung und Definition. In: Fischer PA (Hrsg) Parkinson plus. Springer, Berlin Heidelberg New York Tokyo
143. Fitscha P, Sinzinger H (1984) Platelet hyperactivity during acute migraine attack. Vasa 12:224
144. Ford CS, Frye JL, Toole J, Lefkowitz D (1986) Asymptomatic carotid bruit and stenosis. Arch Neurol 43:219
145. Francesco V, Alesandri C, Lugi I, Stefano F, Andrea G, Francesco B (1985) Malondialdehyde-like material and beta-thromboglobulin plasma levels in patients suffering from transient ischemic attacks. Stroke 16:14
146. Fritschi J, Christe M, Lämmle B, Marbet GA, Berger W, Duckert F (1984) Platelet aggregation, β-thromboglobulin and platelet factor 4 in diabetes mellitus and in patients with vasculopathy. Thromb Haemost 52:236
147. Fujimoto T, Suzuki H, Tanque K, Fukushima Y, Yamazaki H (1985) Cerebrovascular injuries induced by activation of platelets in vivo. Stroke 16:245
148. Fuster V, Bowie EJW (1978) The von Willebrand pig as a model for atherosclerosis research. Thromb Haemost 39:312
149. Fuster V, Chesebro JH, Badimon L, Offord KP, Wahser HW (1983) Platelet survival. In: Harker LH, Zimmermann IS (eds) Measurement of platelet function. Churchill Livingstone, Edinburgh, p 216
150. Galland A (1980) Aged people health expenditure evolution and international comparisons. In: Proceedings of the International Symposium on Experimental and Clinical Methodologies for Study of Acute and Chronic Cerebrovascular Disease. Pergamon Press, New York, p 509

151. Ganguly P (1974) Binding of thrombin to human platelets. Nature 247:306
152. Gaarder A, Johnson J, Laland S, Hellem A, Owen PA (1961) Adenosine diphosphate in red cells as a factor in the adhesiveness of human blood platelets. Nature 192:531
153. Gardner-Medwin AR, Mutch WAC (1984) Experiments on spreading depression in relation to migraine and neurosurgery. An Acad Brasil Ciene 56:424
154. Gartner TK, Gerrad JM, White JG, Williams DC (1981) The endogenous lectin of human platelets is an α-granula component. Blood 58:153
155. Gawel M, Burkitt M, Rose FC (1979) The platelet release reaction during migraine attacks. Headache 19:323
156. Genton E, Barnett HJM, Fields WS, Gent M, Hoak J (1977) XIV cerebral ischemia: The role of thrombosis and antithrombotic therapy. Stroke 8:150
157. Gerrad JM, White JG (1976) The structure and function of platelets, with emphasis on their contractile nature. Pathobiol Ann 6:31
158. Gerrad JM, White JG (1976) The influence of aspirin and indometacin on the platelet contractile wave. Am J Pathol 82:513
159. Gilroy JM, Barnhart M, Meyer JS (1968) Treatment of acute stroke with dextran 40. JAMA 210:293
160. Glockner E, Hänsel D, Kornhuber HH (1977) Übergewicht, Rauchen und andere Risikofaktoren bei 357 Fällen von Hirndurchblutungsstörungen. Dtsch Med Wochenschr 102:1437
161. Glusa E, Markwardt F (1980) Adrenaline induced reactions of human platelets in hirudin plasma. Haemostasis 9:188
162. Goldner JC, Whisnant JP, Taylor WF (1971) Long term prognosis of transient cerebral ischemic attacks. Stroke 2:150
163. Gotho F, Komatsumoto S, Araki N, Gomi S (1984) Noradrenergic nervous activity in migraine. Arch Neurol 41:951
164. Gottstein U, Seidelmeyer I, Heuß A (1976) Behandlung der akuten zerebralen Mangeldurchblutung mit niedermolekularem Dextran. Dtsch Med Wochenschr 101:223
165. Gottstein U (1980) Risk factors and cerebral blood flow and metabolism. In: Proceedings of the International Symposium on Experimental and Clinical Methodologies for Study of Acute and Chronic Cerebrovascular Disease. Pergamon Press, New York, p 219
166. Graf M, Pletscher A (1979) Shape change of blood platelets, a model for cerebral 5-hydroxytryptamin receptors. Br J Pharmacol 65:601
167. Grette K (1963) Relaxing factor in extracts of blood platelets and its function in cells. Nature 198:488
168. Grossmann W, Paal G (1983) Parkinson-Syndrom und regionale Hirndurchblutung. In: Gänshirt H (Hrsg) Pathophysiologie, Klinik und Therapie des Parkinsonismus. Editiones Roche, Basel, S 241
169. Grotemeyer KH (1976) Collagenagarose-Test und Fibrinogenagarose-Test, ein Thrombozytenfunktionstest-System auf der Basis von insolubilisiertem Collagen und Rinderfibrinogen. Inaugural-Dissertation an der JLU Gießen
170. Grotemeyer KH, Viand R (1983) Methodische Aspekte zur Kollagen-induzierten in vitro Prostaglandinsynthese der Thrombozyten. Vasa 12:126
171. Grotemeyer KH, Viand R, Beykirch K (1983) Thrombozytenfunktion bei vasomotorischem Kopfschmerz und Migränekopfschmerz. Dtsch Med Wochenschr 106:775
172. Grotemeyer KH, Viand R, Beykirch K (1984) Klinische und laborchemische Ergebnisse zur Prophylaxe der Migräne mit Acetylsalicylsäure. Med Welt 23:747
173. Grotemeyer KH, Hofferberth B (1985) Zirkulierende Plättchenaggregate bei Patienten mit akuten ischämischen und sogenannten chronischen zerebro-vaskulären Störungen. Dtsch Med Wochenschr 110:256
174. Grotta CJ, Lemark AN, Bray H, Fields W, Vital D (1985) Does platelet antiaggregant therapy lessen the severity of stroke? Neurology 35:632
175. Gröttum KA (1969) Platelet surface charge and aggregation, effects of polyelectrolytes. Thromb Diathes Haemorh 21:450
176. Gruber UF (1977) Wirkungsmechanismus der Dextranprophylaxe. Ther Umsch 34:338
177. Gryglewski RJ (1982) Prostacyclin, prostaglandins, thromboxanes and platelet function. In: Lee JB (ed) Prostaglandins. Elsevier, New York, p 303
178. Hamberg M, Svenson J, Samuelsen B (1975) Thromboxanes: A new group of biologically active compounds derived from prostaglandin endoperoxides. Proc Nat Acad Sci USA 72:99

179. Hamberg M, Svensson J, Blombäck M, Mettinger KL (1981) Shortened megakaryocyte-platelet regeneration in patients with ischemic cerebrovascular disease. Thromb Res 21:675
180. Han P, Ardlie NG (1974) The influence of pH, temperature and calcium on platelet aggregation: Maintenance of environal pH and platelet function for in vitro studies in plasma stored at 37°C. Br J Haematol 26:373
181. Hannington E (1978) Migraine: A blood disorder? Lancet II:501
182. Hannington E, Jones RJ, Amess JAL, Wachowitz B (1981) Migraine: A platelet disorder. Lancet II:720
183. Hannington E, Jones RJ, Amess JAL (1984) Migraine is a blood disorder. In: Clifford Rose F (ed) Progress in migraine research, vol 2. Pitman, London, p 109
184. Hansen PE, Hansen JH, Stenbijerg S (1982) Platelet aggregation in focal cerebral ischemia – A clinical study. Acta Neurol Scand 65:212
185. Harker LA, Finch C (1969) Thrombocinetics in man. J Clin Invest 48:963
186. Harker LA, Slichter SJ (1970) Studies of platelet fibrinogen kinetics in patients with prosthetic heart valves. N Engl J Med 283:1302
187. Harker LA (1971) The platelet. In: Brinkhous KM, Shermer RW, Mostofi FK (eds) The platelet. Williams & Wilkins, Baltimore, p 13
188. Harker LA (1978) The role of endothelial cell injury and platelet response in atherogenesis. Thromb Haemost 39:312
189. Harker LA (1978) The determination and significance of platelet survival time measurements. In: Breddin K (Hrsg) Prostaglandine und Plättchenfunktion. Schattauer, Stuttgart, S 105
190. Harrison MJG, Marshall J (1984) Atrial fibrillation in TIA's and completed strokes. Stroke 15:441
191. Hashimoto Y, Naito C, Kume S, et al (1985) High concentrations of arachidonic acid induce platelet aggregation and serotonin release independent of prostaglandin endoperoxides and thromboxan A2. Biochem Biophys Acta 841:283
192. Haslam RJ (1973) Interactions of the pharmacological receptors of blood platelets with adenylatcyclase. Sem Haematol 6:30
193. Hatchinski VC, Iliff LD, Zikha E, et al (1975) Cerebral blood flow in dementia. Arch Neurol 32:632
194. Hauss W, Junge Hülsing G, Gerlach U (1968) Die unspezifische Mesenchymreaktion. Thieme, Stuttgart
195. Heidrich H (1985) Probleme der therapeutischen Wirksamkeitsbeurteilung vasoaktiver und nootroper Substanzen bei zerebralen und peripheren arteriellen Durchblutungsstörungen. In: Heidrich H (Hrsg) Therapeutische Wirksamkeitsnachweise bei nootropen und vasoaktiven Substanzen. Springer, Berlin Heidelberg New York Tokyo
196. Heinrich D, Roká L (1970) Methode zur Bestimmung der Thrombozytenaggregation. Klin Wochenschr 48:235
197. Heiss WD, Pawlik G, Herholz K, Szelies B, Beil C, Wienhard K (1985) Investigation of regional cerebral blood flow and metabolism in dementia. In: Traber J, Gispen WH (eds) Senile dementia of the Alzheimer type. Springer, Berlin Heidelberg New York Tokyo, p 134
198. Hellem AJ (1960) The adhesiveness of human blood platelets in vitro. University Press, London
199. Hellem AJ (1970) Platelet adhesiveness in von Willebrands disease. A study with a new modification of the glas bead filter method. Scand J Haematol 7:374
200. Henry RL, Nalbandian RM, Herman CE, Ho T (1978) Release of PF 4 and β-thromboglobulin from platelets and inhibition by piracetam. Blood 52:163
201. Henry RL, Nalbandian RM, Taylor MS (1982) The molecular mechanism for the piracetam induced inhibition of human platelet activity. In: 10th International Symposium on Nootropic Agents, Paris 1982, p 68
202. Herholz K, Heiss WD, Pawlik G, Wienhard K (1984) Durchblutung und Stoffwechsel der degenerativen Erkrankungen des Gehirns. In: Fischer PA (Hrsg) Parkinson plus. Springer, Berlin Heidelberg New York Tokyo, S 66
203. Herrschaft H (1976) Die Therapie der zerebralen Mangeldurchblutung. Nervenarzt 47:639
204. Heyck H (1956) Neue Beiträge zur Klinik und Pathogenese der Migräne. Thieme, Stuttgart
205. Heyck H (1982) Der Kopfschmerz, 5. Aufl. Thieme, Stuttgart
206. Hicks M (1979) Cerebral infarction and migraine. Neurology 29:1429
207. Holmsen H, Weiss HJ (1979) Secretable storage pools in platelets. Annu Rev Med 30:119

208. Holmsen H (1980) Mechanisms of platelet secretion. In: Rotman A, Meyer FA, Gitler C, Silberberg A (eds) Platelets: Cellular response mechanisms and their biological significance. Wiley, New York, p 249
209. Hunt JR (1915) A contribution of paralytic and other persistent sequeale of migraine. Am J Med Sci 150:313
210. Huppert FA, Tym E (1986) Clinical and neuropsychological assessment of dementia. Br Med Bull 42:11
211. Isaka Y, Kimura K, Yoneda S, et al (1984) Platelet accumulation in carotid atherosclerotic lesions: Semiquantitative analysis with indium-111-platelets and technecium-99 human serum albumin. J Nucl Med 25:556
212. Isomaki H (1972) Aspirin and myocardial infarction in patients with rheumatoid arthritis. Lancet II:831
213. Jacobi E, Hagemann G, Poliwoda H (1974) Eine in vitro Methode zur Bestimmung der Thrombozytenadhäsivität. Throm Diath Haemorh 26:192
214. Jäger W, Katuschera G, Wendeberg H, et al (1974) Die fortlaufende Messung der Plättchenaggregation ohne Zugabe von Aggregationsauslösern. Blut 24:184
215. Janka HU (1983) Thrombozytenfunktion bei diabetischer Angiopathie. Thieme, Stuttgart
216. Jellinger K (1974) Pathomorphologie des Parkinson-Syndroms. Aktuel Neurol 1:83
217. Johnston M, Ramey E, Ramwell P (1975) Sex and age differences in human platelet aggregation. Nature 253:355
218. Johnston RV, Reavey MM, Lowe DGO, Frobes CD, Prentice CRM (1979) Platelet aggregates in cerebrovascular disease – correlations with fibrinogen. In: Geenhalgh RM, Rose FC (eds) Progress in stroke research, vol 1. Pitman, London, 212
219. Joist JH (1978) In vivo methods for the detection of increased platelet function. In: Breddin K (Hrsg) Prostaglandine und Plättchenfunktion. Schattauer, Stuttgart, p 93
220. Joist JH, Baker RK, Thakur ML, Welch MJ (1978) Indium-111-labeled human platelets: Uptake and loss of label and in vitro function of labeled platelets. J Lab Clin Med 92:829
221. Jones RJ, Forsyte AM, Amess JAL (1982) Platelet aggregation in migraine patients during headache free intervall. Adv Neurol 33:275
222. Kalendovsky Z, Austin J, Steele P (1975) Increased platelet aggregability in young patients with stroke. Arch Neurol 32:13
223. Kanell WB (1971) Current states of epidemiology of brain infarction associated with occlusive arterial disease. Stroke 2:295
224. Kanell WB, Dawber TR, Sorlie P, Wolf PA (1976) Components of blood pressure and risk of atherothrombotic brain infarction: The Framingham study. Stroke 7:327
225. Kaplan KL, Owen J (1981) Plasma levels of β-thromboglobulin and platelet factor 4 as indices of platelet activation in vivo. Blood 57:199
226. Kaplan KL, Owen J (1983) Radioimmunoassay of platelet alpha granula protein. In: Harker LA, Zimmermann TS (eds) Measurement of platelet function. Churchill Livingstone, Edinburgh, p 115
227. Kaplan KL, Niewiarowski S (1985) Nomenclature of secreted platelet proteins – Report of working party on secreted platelet proteins of the subcommitee of platelets. Thromb Haemost 54:282
228. Karaptkin S (1977) Composition of platelets. In: William WJ, Beutler E, Ersley AJ, Rudles RW (eds) Hematology, 2nd edn. McGraw-Hill, New York, p 1176
229. Karlson R, Lassing I, Höglung A, Lindberg U (1984) The organization of microfilaments in spreading platelets: A comparison with fibroblast and glial cells. J Cell Physiol 121:96
230. Kessler C, Reuther R, Berentelg J, Kimmig B (1983) The clinical use of platelet szintigraphy with 111-In-oxine. J Neurol 229:255
231. Kinlough-Rathbone RL, Mustard JF, Packham MA, Perry DW, Reimers HJ, Cazenave JP (1977) Properties of washed human platelets. Thromb Haemost 37:291
232. Kinlough-Rathbone RL, Cazenave JP, Packham MA, Mustard JF (1980) Effects of inhibitors of arachidonate pathway on the release of granule contents from rabbit platelets adherent to collagen. J Lab Invest 42:28
233. Kobayashi I, Fujita T, Yamazaki H (1976) Platelet aggregability measured by sreen filtration pressure method in cerebrovascular disease. Stroke 7:406
234. Kohanna FH, Smith M, Salzman E (1984) Do patients with thrombembolic disease have circulating platelet aggregates? Blood 64:205

235. Komrad MS, Coffey E, Coffey K, McKinnis R, Massey WE, Califf RM (1984) Myocardial infarction and stroke. Neurology 34:1403
236. Kotila M, Waltimo O, Niemi ML, Laaksonen R (1986) Dementia after stroke. Eur Neurol 29:134
237. Kraijeveld CL, van Gun J, Schouten HJA, Stahl A (1984) Interobserver agreement for the diagnosis of transient ischemic attacks. Stroke 15:723
238. Kryzwanek HJ, Breddin HK (1971) Abtrennung und Einengung des plättchenaggregierenden Plasmafaktors. Verh Dtsch Ges Inn Med 157
239. Kubisz P, Parizek M, Seghier F, Holan J, Cronberg S (1985) Relationship between platelet aggregation and plasma β-thromboglobulin levels in arteriovascular and renal disease. Atherosclerosis 55:363
240. Launay JM, Pradalier A, Soliman HR, Dreux C, Dry J (1985) Conjugated and unconjugated dopamine in plasma and platelets of non dietary common migraineurs. Cephalalgia [Suppl 3] 5:110
241. Lauritzen M (1984) Spreading cortical depression in migraine. In: Amery WK, van Nueten JM, Wauquier A (eds) The pharmacological basis of migraine therapy. Pitman, London, p 149
242. Lauritzen M, Olsen J (1984) Regional cerebral blood flow during migraine attacks by Xenon-133 inhalation and emission tomography. Brain 107:447
243. Lauter H (1980) Demenzen. In: Die Psychologie des 20. Jahrhunderts, Bd 10. Kindler, Zürich (Ergebnisse für die Medizin, Bd II, S 673)
244. Lechner H, Ott E (1984) Parkinson with high haemodynamic risk. Sandoz Lectures in Gerontology, Basel
245. Lechner H, Ott E, Fazekas E, Pilger E (1985) Evidence of enhanced platelet aggregation and platelet sensitivity in migraine patients. Cephalalgia 2:89
246. Lehmann E (1985) Entwurf eines praktikablen und gültigen Untersuchungsansatzes zum Nachweis der Wirksamkeit nootroper Substanzen mit Hilfe von Ratingskalen. In: Bente D, Coper H, Kanowski S (Hrsg) Hirnorganische Psychosyndrome im Alter, Bd II. Springer, Berlin Heidelberg New York Tokyo, S 251
247. Leonberg SC, Elliot FA (1981) Prevention in recurrent stroke. Stroke 12:731
248. Levine PH (1973) An acute effect of cigarette smoking on platelet function. A possible link between smoking and arterial thrombosis. Circulation 48:619
249. Levine PS, Suarez AJ, Sorenson RR, Raymond NM, Knieriem LK (1984) Platelet factor 4 release during exercise in patients with coronary artery disease. Am J Hematol 17:117
250. Levine PS, Towell B, Suarez A, Knieriem L, Harris MM, George J (1985) Platelet activation and secretion with emotional stress. Circulation 71:1129
251. Linder BL, Goodman DS (1982) Studies on the mechanism of inhibition of platelet aggregation and the release reaction. Blood 60:1179
252. Lindsay RM, Prentice CRM, Ferguson D, Muir WM, McNicol GP (1973) A method for measurement of platelet adhesiveness by use of dialysis membranes in a test-cell. Br J Haematol 24:377
253. Lubintzky S (1885) Die Zusammensetzung des Thrombus in der Arterienwand in den ersten fünf Tagen. Arch Exp Pathol Pharmacol 19:185
254. Lundlam CA, Moore S, Bolton AE, Pepper DS, Cash JD (1975) The release of a human platelet specific protein measured by radioimmunoassay. Thromb Res 6:543
255. Lymann DJ, Klein KG, Brash JL, Fritzinger BK (1970) Interaction of platelets with polymer surfaces 1. Uncharged hydrophobic polymer surfaces. Thromb Diath Haemorh 23:120
256. Lymann B, Rosenberg L, Karpatkin S (1971) Biochemical and biophysical aspects of human platelet adhesion to collagen fibers. J Clin Invest 50:1854
257. Mallinger J (1982) Die Wirkung von Piracetam auf die Thrombozytenaggregation. Inaugural-Dissertation, München
258. Marcus AJ, Zucker-Franklin D (1964) Studies on subcellular platelet particles. Blood 23:389
259. Marks HH, Krall LP (1971) Onset, course, prognosis and mortality in diabetes mellitus. In: Marble AP, White P, Bradley RF, Krall LP (eds) Joslin's diabetes mellitus. Lea & Febiger, Philadelphia, p 209
260. Marshall J (1964) The natural history of transient ischemic cerebrovascular attacks. Q J Med 33:309
261. Marshall J (1978) Cerebral blood flow in migraine. In: Greene R (ed) Current concepts in migraine. Raven Press, New York

262. Martin WRW, Beckmann JH, Calne DB, et al (1984) Cerebral glucose metabolism in Parkinson's disease. Can J Neurol Sic 11:169
263. Marx R, Schulte F (1972) Kollagen-Zentrifugiertest. Blut 24:137
264. Marx R (1973) II. Colfarit-Symposion – Einleitung. Bayer, Leverkusen
265. Matthews WB, Oxbury JM, Graiger MR, Greenhall RCD (1976) A blind controlled trial of dextran 40 in their treatment of ischemic stroke. Stroke 99:193
266. Maxion H, Dorn Schomburg J (1983) Migräne, ein Risikofaktor für den ischämischen zerebralen Insult. Med Welt 34:233
267. Mazal S (1978) Migraine attacks and increased platelet aggregability induced by oral contraceptives. Aust NZ J Med 8:646
268. Mazal S, Rachmilewitz EA (1980) The effect of antiserotonin agent pizotifen on platelet aggregability in migraine patients. J Neurol Neurosurg Psychiatry 43:1137
269. McDonald CJ, Calabresi P (1978) Psoriasis and occlusive vascular disease. Br J Dermatol 99: 469
270. McFarlane DE, Gardner S, Lipson C, Mills DCB (1977) Malondialdehyde production by platelets during secondary aggregation. Thromb Haemost 38:1002
271. McGeer E, Staines WA, McGeer P (1984) Neurotransmitters and the pharmacology of basal ganglia. Can J Neurol Sci 11:89
272. McMillan RM, McIntyre DE, Gordon JL (1977) A simple fluorimetric assay for malondialdehyde production by blood platelets. Thromb Res 11:425
273. Meyer FA (1980) Determination for platelet adhesion and aggregation on collagen. In: Rotman A, Meyer FA, Gitle C, Silberberg A (eds) Platelets cellular response mechanisms and their biological significante. Wiley, New York, p 51
274. Mezzano D, Aranda E, Rodriguez S, Foradorf A, Lira P (1984) Increase in density and accumulation of serotonin by human aging platelets. Am J Haematol 17:11
275. Moncada S, Vane JR (1978) Unstable metabolites of arachidonic acid and their role in haemostasis and thrombosis. Br Med Bull 34:129
276. Moncada S, Vane JR (1979) Pharmacology and endogenous roles of prostaglandin endoperoxides, thromboxane A2 and prostacyclin. Pharmacol Rev 30:293
277. Moriau M, Koube P, Col-Debeys C, Lavenne-Pardonge E (1982) Effects du piracetam dans le traitement des syndromes de raynaud. 10th International Symposium on Nootropic Agents, Paris 1982, p 112
278. Mumenthaler M (1980) Neurologische Differentialdiagnostik – Symptome – Syndrome. Thieme, Stuttgart
279. Murayama M (1981) Theory of prevention of high altitude (or mountain) sickness: Piracetam blocks aggregation of hemostatic platelet plug. Internationaler Kongress: Hämatologische und metabolische Aspekte von Piracetam 22.–25. 10. 1981, p 46
280. Murrer EH (1985) The role of platelet calcium. Sem Haematol 22:313
281. Mustard JF, Packham MA (1975) The role of blood and platelets in atherosclerosis and the complications of atherosclerosis. Thromb Diathes Haemorh 33:444
282. Mustard JF, Packham MA, Perry DW, Gucccione MA, Kinlough-Rathbone RL (1975) Enzyme activities on the platelet surface in relation to the action of adenosin diphosphate. In: Biochemistry and pharmacology of platelets. Ciba Foundation Symposium 35. New York, Elsevier, p 47
283. Mück-Seler D, Deanovic Z, Dupelj M (1980) Serotonin-releasing factors in migrainous patients. Adv Neurol 33:257
284. Neary D, Snowden JS (1985) Psychological correlates in presenile dementia. In: Clifford Rose F (ed) Modern approaches to the dementias. Karger, Basel
285. Nenci GG, Agnelli G, Merante F (1982) Sex difference in circulating platelet aggregates and response to antiplatelet treatment. Thromb Haemost 48:341
286. Nicholson GA, McLeod JG, Sugars JW (1984) A study of platelet protein phosphorylation in Duchenne muscular dystrophy. J Neurol Sci 64:21
287. Nicols WL, Gerrad JM, Didisheim P (1981) Platelet structure biochemistry and physiology. In: Poller L (eds) Recent advance in blood coagulation, vol 3. Churchill Livingstone, Edinburgh
288. Nicolsen GL (1976) Trans-membrane control of the receptors on normal and tumor cells II. Surface change associated with transformation and malignancy. Biochem Biophys Acta 458:1

289. Niesner H (1972) Messung der Plättchenfunktion mit einer modifizierten Form der Hellem II-Methode unter besonderer Berücksichtigung des v Willebrand-Jürgens-Syndrom. Thromb Diathes Haemorh 27:434
290. Niewiarowski S, Levine SP (1979) Characterization and assay of platelet secretory proteins. In: Schmidt RM (ed) CRC Handbook series in clinical laboratory science, Section hematology, vol 1. CRC Press, Boca Raton, FL, p 435
291. Norne WC, Norman NE, Schwartz DB, Simons ER (1981) Changes in cytoplasmic pH and membrane potential in thrombin stimulated platelets. Eur J Biochem 120:295
292. Norris JW, Hatchinski VC, Cooper PW (1975) Changes in cerebral blood flow during a migraine attack. Br Med J 3:676
293. Nyman D (1977) Collagen-induced platelet aggregation: Evidence of several mechanisms for the induction of platelet release by collagen. Thromb Res 10:743
294. O'Brien JR (1963) Some effects of adrenaline and anti adrenaline compounds on platelets in vitro and in vivo. Nature 908:763
295. O'Brien JR (1964) A comparison of platelet aggregation produced by seven compounds and a comparison of their inhibitors. J Clin Pathol 17:275
296. Okuma M, Steiner M, Baldini M (1970) Studies on lipid peroxides in platelets. I: Method of assay and effect of storage. J Lab Clin Med 75:284
297. Okuma M, Steiner M, Baldini M (1971) Studies on lipid peroxides in platelets. II: Effect of aggregating agents and platelet antibody. J Lab Clin Med 77:728
298. Okumura T, Hasitz M, Jamieson GA (1978) Platelet glycocalicin. Interaction with thrombin and its role as thrombin receptor of the platelet surface. J Biol Chem 253:3435
299. Olsen TS, Lauritzen M, Friberg L, Niels A, Lassen A (1985) Ischemia may be the cause of the neurological deficits occuring during attacks of classical mirgaine. Cephalalgia 5:388
300. Olssen JE, Muller R, Berneli S (1946) Long terme anticoagulant therapy for TIA's and minor strokes with minimum residuum. Stroke 7:444
301. Olsson JE (1982) Comparison between induced platelet aggregation and circulating platelet aggregates as platelet function tests in patients with transient ischemic attacks. Acta Neurol Scand 65:122
302. Ott E, Bertha G, Marguc K, Ladurner G, Lechner H (1982) Klinische und hämodynamische Aspekte des zerebralen Multiinfarktgeschehen. Nervenarzt 53:78
303. Ott E, Fazckas F, Marguc K, Lechner H (1983) Gehirndurchblutung bei Morbus Parkinson. In: Gänshirt H (Hrsg) Pathophysiologie, Klinik und Therapie des Parkinsonismus. Editiones Roche, Basel S 235
304. Ott E, Fazekas F, Lechner H (1985) Ein erhöhtes vaskulärhämodynamisches Risiko als Komplikationsfaktor im Verlauf und in der Behandlung des Parkinson. In: Riederer P, Umek H (Hrsg) L-Dopa-Substitution der Parkinson-Krankheit. Springer, Wien New York, S 80
305. Oversohl K, So CS (1977) Frühzeitige Arteriosklerose bei erhöhter Thrombozytenaggregation. MMW 119:1415
306. Owen NE, Feinberg H, Le Breton GC (1980) Epinephrine induces Ca++ uptake in human blood platelets. Am J Physiol 239:483
307. Paal G (1984) Zerebrovaskuläre Insuffizienz. In: Paal G (Hrsg) Therapie der Hirndurchblutungsstörungen. Edition Medizin, Weinheim, S 88
308. Packham MA (1982) Mode of action of acetylsalicylic acid. In: Barnett HJM, Hirsh J, Mustard F (eds) Acetylsalicylic acid, new uses for an old drug. Raven Press, New York, p 63
309. Panse M, Block HU, Förster W, Mest HJ (1985) An improved malondialdehyde assay for estimation of thromboxane synthetase activity in washed human blood platelets. Prostaglandins 30:1031
310. Pearson JD, Gordon JL (1979) Vascular endothel and smooth muscle cells in culture selectively release adenine nucleotides. Nature 281:384
311. Peerschke EI, Zucker B, Grant RA, Egan JE, Johnson MM (1980) Correlation between fibrinogen binding to human platelet and platelet aggregability. Blood 55:841
312. Penington DG (1977) The cellular basis of platelet production. New Istanbul Contribut Clin Sci 12:50
313. Persantine-Aspirin Reinfarction Study Group: Persantine and aspirin in coronary heart disease. Circulation 62:449

314. Peters JR, Elliot JM, Grahame-Smith DG (1980) The effect of oral contraceptives on platelet noradrenaline and 5-hydroxytryptamine receptors and aggregation. In: Turner P (ed) Clinical pharmacology and therapeutics. Macmillan, London, p 165
315. Peterson DA, Gerrad JM, Glover SM, Rao GHR, White JG (1982) Epinephrine reduction of heme: Implication for understanding and transmission of agonist stimulus. Science 215:71
316. Petito CK (1979) Platelet activation in acute cerebral infarction. Stroke 10:552
317. Pfaffenrath V, Prosiegel M (1983) Die Rolle der gestörten Thrombozytenfunktion. In: Soyka D (Hrsg) Migräne. Enke, Stuttgart, S 65
318. Phillips DR, Agin P (1977) Platelet plasma membrane glycoproteins. J Biol Chem 252:2–121
319. Platt D, Mühlberg W, Riek W (1985) The effect of age on clinical pharmacokinetics of piracetam. Drug Res 35:533
320. Pletscher A, Laubscher A (1980) Use and limitations of platelets as models for neurons: Amine release and shape change reaction. In: Rotman A, Meyer FA, Gitler C, Silberberg A (eds) Cellular response mechanisms and their biological significance. Wiley, New York, p 267
321. Pletscher A, Affolter H, Cesura A, Erne P, Müller K (1984) Blood platelets as models for neurons of the 5-hydroxy-tryptamine systems. In: Progress in thryptophan and serotonin research. Walter de Gruyter, Berlin, p 231
322. Prazich JA, Rapaport SI, Samples JR (1977) Platelet aggregate ratios – Standardization of technique and test results in patients with myocardial ischemia and patients with cerebrovascular disease. Thromb Haemost 23:597
323. Prosiegel M, Neu I, Pfaffenrath V, Nahme M (1982) Thrombozytenaggregation und Multiple Sklerose. Nervenarzt 53:227
324. Putnam TJ (1927) Evidence of vascular occlusion in multiple sclerosis and encephalomyelitis. Arch Neurol Psychiatry 37:1298
325. Rapkin SW, Mathewson AL, Tate RB (1978) Long term changes in blood pressure and risk of cerebrovascular disease. Stroke 9:319
326. Rao GHR, Reddy KR, White JG (1980) The influence of epinephrine on prostacylin (PGI2) induced dissociation of ADP aggregated platelets. Prostagland Med 4:385
327. Rao GHR, Reddy KR, White JG (1981) Low dose aspirin, platelet function and prostaglandin synthesis. Influence of epinephrine and alpha adrenergic blockade. Prostagland Med 6:485
328. Rao GHR, White JG (1981) Epinephrine potentiation of arachidonate induced aggregation of cyclooxygenase deficient platelets. Am J Hematol 11:355
329. Regli F (1971) Die flüchtigen ischämischen zerebralen Attacken. Dtsch Med Wochenschr 13:525
330. Regli F (1983) Differentialdiagnose des Morbus Parkinson. In: Gänshirt H (Hrsg) Pathophysiologie, Klinik und Therapie des Parkinsonismus. Editiones Roche, Basel, S 67
331. Reisberg B, Ferris SH, De Leon MJ (1985) Senile dementia of the Alzheimer type: Diagnostic and differential diagnostic features with special reference to functional assessment staging. In: Traber J, Gispen HW (eds) Senile dementia of the Alzheimer type. Springer, Berlin Heidelberg New York Tokyo, p 18
332. Reuther R, Dorndorf W (1978) Aspirin in patients with cerebral ischemia and normal angiograms or non surgical lesions: The results of a double blind study. In: Breddin K, Dorndorf W, Loew D (eds) Acetylsalicylic acid in cerebral ischemia and coronary heart disease. Schattauer, Stuttgart, S 172
333. Reuther R (1983) Epidemiologie des Schlaganfalls. In: Dorndorf W (Hrsg) Schlaganfälle. Thieme, Stuttgart
334. Rhyner K, Stenger M, Block LH (1984) Divergenzen pharmakologischer und klinischer Wirkungen von Prostaglandinsynthesehemmern. Dtsch Med Wochenschr 109:31
335. Rickenbacher JR (1972) Embryologie der Hirngefäße. In: Gänshirt H (Hrsg) Der Hirnkreislauf. Thieme, Stuttgart
336. Rinne UK, Laakso K, Mölsä P, et al (1984) Relationship between Parkinson's disease and Alzheimer's disease. Involvement of extrapyramidal, dopaminergic, cholinergic and somatostatin mechanisms in relation to dementia. Acta Neurol Scand 69:59
337. Robbins JC, Nicolsen GK (1975) Surface of normal and transformed cells. In: Becker FF (ed) Cancer. Plenum Press, New York, p 225
338. Roher TF, Pfister B, Weber C, Imhof PR, Stucki P (1978) Validity of the Wu-Hoak method for quantitative determination of platelet aggregation in vivo. Blut 36:15

339. Roher TF, Pfister B, Weber C, Imhof PR, Stucki P (1978) Quantitative changes in platelet aggregation due to physiological and pathological factors and medication. Blut 36:21
340. Rolf LH, Schlake HP, Brune GG (1983) Plasmafaktoren und Migräne. In: Soyka D (Hrsg) Migräne. Enke, Stuttgart, S 79
341. Roman LF (1981) Stroke as a complication of migraine disease. J Indian State Med Assoc 506
342. Rosen WG, Terry RD, Fuld PA, Katzmann R, Peck A (1980) Pathological verification of ischemic score in differentiation of dementias. Ann Neurol 7:486
343. Rosenkranz B, Frölich JC (1985) Plasma concentrations and anti platelet effects after low dose acetylsalicylic acid. Prostagland Leukotrien Med 19:289
344. Roskan J (1922) Contribujtion a l'etude de la physiologie normale et pathologique du globulin. Arch Int Physiol Biochem 10:241
345. Rosove MH, Frank H, Harwig S, Berliner J (1985) Plasma β-thromboglobulin is correlated with platelet adhesiveness to bovine endothelium in patients with diabetes mellitus. Thromb Res 37:251
346. Ross R, Glomset JA (1976) The pathogenesis of atherosklerosis. N Engl J Med 295:369
347. Rucinski B, Niewiarowski S, James P, Walz DA, Budzynski AZ (1979) Antiheparin proteins secreted by human platelets. Purification, characterization and radioimmunoassay. Blood 53:47
348. Sacchi S, Curci G, Piccinini L, Cucci F, Messerotti A, Roncaia R, Benedetti PG (1985) Platelet granula release in diabetes mellitus. Scand J Clin Lab Invest 45:165
349. Sakai F, Meyer JS (1979) Abnormal cerebrovascular reactivity in patients with migraine and cluster headache. Headache 19:257
350. Salisachs P (1984) Neglected symptoms of lacunar stroke. Neurology 132
351. Santoro SA, Cunningham LW (1981) The interaction of platelets with collagen. In: Girdon JL (eds) Platelets in biology and pathology. Elsevier/North Holland, Amsterdam, p 249
352. Savage B, Malpass TW, Stratton JR, Harker LH (1983) Platelet adenine nucleotide levels in patients with darcon vascular prothesis. Thromb Res 32:365
353. Scheck R, Schmidramsel J, Rasche H (1978) Thrombozytenstoffwechsel. In: Breddin HK (ed) Prostaglandine und Plättchenfunktion. Schattauer, Stuttgart, S 63
354. Scheck R, Pindur G, Rasche H (1980) Untersuchungen zur Thrombozytenüberlebenszeit unter Verwendung der Lipidperoxid-Methode. In: Voss H von, Göbel U (Hrsg) Praktische Anwendung der Thrombozytenfunktionsdiagnostik. Thieme, Stuttgart, S 42
355. Schimmelbusch C (1885) Die Blutplättchen und die Blutgerinnung. Arch Pathol Anat 101:201
356. Schlake HP, Grotemeyer K-H, Boettger I, Brune GG (1987) 123-J Amphetamin-Spect bei Migraine accompagnée im Intervallstadium. In: Voth D (Hrsg) Struktur, Stoffwechsel, Durchblutung und Funktion des zentralnervösen Gewebes in den bildgebenden Verfahren (CT, NMR, SPECT, DSA, Isotopen-CBF, Sonographie) unter normalen und pathologischen Bedingungen. Springer, Berlin Heidelberg New York Tokyo
357. Schmidt-Schönbein H, Rieger H, Wirzinger L (1978) Gesteigerte Erregbarkeit der Blutplättchen als Ursache gesteigerter Plättchenaggregation. In: Breddin HK (Hrsg) Postaglandine und Plättchenfunktion. Schattauer, Stuttgart, S 161
358. Schneider W, Reimers HJ, Morgenstern E (1978) Thrombozytenstoffwechsel. In: Breddin HK (Hrsg) Prostaglandine und Plättchenfunktion. Schattauer, Stuttgart, S 19
359. Schroer H, Völkl KP (1985) Fortschritte in der Physiologie der Hämostase. Funkt Biol Med 4:203
360. Scrutton MC, Wallis RB (1981) Catecholamine receptors. In: Gordon JL (eds) Platelets in biology and pathology. Elsevier/North Holland, Amsterdam, p 179
361. Seamen GF, Books DE (1970) Electrochemical aspects of platelet adhesion and aggregation. In: Mammen C (ed) Platelet adhesion and aggregation in thrombosis countermeasures. Schattauer, Stuttgart, S 93
362. Scuter F, Scriabine A (1984) Platelets and platelet aggregation inhibitors. In: Antonaccio M (ed) Cardiovascular pharmacology, 2nd edn. Raven Press, New York, p 475
363. Shah A, Beamer N, Coul BM (1985) Enhanced in vivo platelet activation in subtypes of ischemic stroke. Stroke 16:643
364. Sherry S (1985) Clinical aspects of antiplatelet therapy. Sem Hematol 22:125
365. Sie P, Montangut J, Blanc M, Boneu B (1981) Evaluation of some platelet parameters in a group of elderly people. Thromb Haemost 45:197

366. Siekert R, Millikan C (1955) Syndrome of intermittent insufficiency of the basilar arterial system. Neurology 5:625
367. Siekert RG, Whisnant JP, Millikan CH (1963) Surgical and anticoagulant therapy of occlusive cerebral vascular disease. Ann Intern Med 58:637
368. Simard D, Paulsen OB (1973) Cerebral vasomotor paralysis during migraine attack. Arch Neurol 29:95
369. Sinzinger H, Kaliman J, Joskowicz G (1983) Thrombozytenmigrationstest, Methodik, Wertigkeit und Reproduzierbarkeit. Wien Klin Wochenschr 22:792
370. Sitzer G (1982) Transient ischemic attacks and their drug treatment. 10th International Symposion on Nootropic Agents, Paris
371. Sixma JJ, Bouma BN (1983) Physiology and biochemistry of the haemostatic system. In: Van de Loo J, Prentice CRM, Beller FK (eds) The thromboembolic disorders. Schattauer, Stuttgart
372. Sixma JJ, van de Berg A, Geuze J, et al (1984) Localisation of various proteins, secretion of granules platelet and megakaryocytes by immunelectronmicroscopy. Abstr in: Megakaryozyte differentiation and synthesis of platelet proteins, Symposium, Bordeaux, 17.–19. 10. 1984
373. Skonia V (1982) Effect of piracetam on TBT (Template Bleeding Time) and results of sickle cell pilot studies. 10th International Symposion on Nootropic Agents, Paris
374. Smith JB, Willis AL (1971) Aspirin selectively inhibits prostaglandin production in human platelets. Nature 231:235
375. Smith JB, Ingerman CM, Silver MJ (1976) Platelet prostaglandin production and its implication. In: Samuelsson B, Paoletti R (eds) Advances in prostaglandin and thromboxan research, vol 2. Raven Press, New York, p 747
376. Smith JB, Ingermann CM, Silver J (1976) Malondialdehyde formation in prostaglandin production by human platelets. J Lab Clin Med 88:167
377. Solum NO (1985) Platelet membrane proteins. Sem Hematol 22:289
378. Sorensen PS, Pedersen H, Marquardsen J (1983) Acetylsalicylic acid in the prevention of stroke in patients with reversible cerebral ischemic attacks. A Danish Cooperative Study. Stroke 14:15
379. Soyka D (1978) Rheographische Befunde bei Migränikern. In: Wieck HH (Hrsg) Migräne-Ursachen. Schattauer, Stuttgart
380. Soyka D (1984) Kopfschmerz. In: Neuendörfer B, Schimrigk K, Soyka D (Hrsg) Praktische Neurologie. Edition Medizin, Weinheim
381. Soyka D (1985) Vasomotorische Kopfschmerz-Syndrome. Dtsch Ärztebl 44:3076
382. Spaccavento LJ, Solomon GD (1984) Migraine as an etiology of stroke in young adults. Headache 24:19
383. Stahl K, Thermann H, Dame WR (1978) Ultrastructural morphometric investigation on normal human platelets. Haemostasis 7:247
384. Stavenow L, Mattiasson I, Amer LO (1983) Efflux of granule constriction from platelets exposed to different mechanical forces. Thromb Res 32:275
385. Stolz JF, Voisin P (1979) Evaluation of a biochemical method for measuring platelet life span. Cell Biol Intern Rep 3:441
386. Strauss WE, Cella G, Parisi A, Sasahara A (1985) Serial studies of platelet factor 4 and beta thromboglobulin during exercise in patients with coronary artery disease. Am Heart J 110:293
387. Stuart RK, McDonald JW, Ahuja SJ (1974) Platelet survival in patients with prosthetic heart valves. Am J Cardiol 33:840
388. Stuart MJ, Scott Murphy BS, Oski FA (1975) A simple nonradioisotope technic for determination of platelet life span. N Engl J Med 292:1310
389. Stuart MJ (1979) Platelet malondialdehyde formation: An indicator of platelet hyperfunction. Thromb Haemost 42:649
390. Tam SW, Detwiler TC (1978) Binding of thrombin to human platelet plasma membranes. Biochem Biophys Acta 543:194
391. Ten Cate JW (1972) Platelet function tests. Clin Haematol 1/2:283
392. Ten Cate JW, Vos J, Osterhuis H, Prenger D, Jenkins CSP (1978) Spontaneous platelet aggregation in cerebrovascular disease. Thromb Haemost 39:223
393. Thaulow E (1984) Platelet function in blood sampled through heart catheters. Acta Med Scand 216:187
394. Tindall H, Paton RC, Zuzel M, McNicol GP (1981) Platelet life span in diabetics with and without retinopathy. Thromb Res 21:641

395. Titus F, Pico M, Davalos A (1985) Study of platelet activation in cluster headache. Cephalalgia 5:406
396. Tollefsen DM, Majerus PW (1976) Evidence for a single class of thrombin binding sites in human platelets. Biochemistry 15:2144
397. Tomilson BE, Blessed G, Roth M (1970) Observations on the brains of demented old people. J Neurol Sci 11:205
398. Tomilson BE (1984) The pathology of Alzheimer's disease and senile dementia of Alzheimer type. In: Kay DOK, Burrows GD (eds) Handbook of studies on psychiatry and old age. Elsevier, Amsterdam, p 89
399. Tuck RR, Schmelzer JD, Low PA (1984) Endoneural blood flow and oxygen tension in the sciatic nerves of rats with experimental diabetic neuropathy. Brain 107:935
400. Turitto VT, Baumgartner HR (1983) Platelet adhesion. In: Harker L, Zimmermann TS (eds) Measurement of platelet function. Churchill Livingstone, Edinburgh, p 46
401. Tuskada T, Steiner M, Baldini MG (1971) Chromium-51 uptake as a function of platelet age. Scand J Haematol 8:270
402. Uchiyama S, Osawa M, Maruyama S (1978) Evaluation of platelet aggregability in ischemic cerebrovascular disease. Metabolism 26:279
403. Uchiyama S, Takeuchi M, Osawa M, Kobayashi I, Maruyama S, Masahiko A, Hirosawa K (1983) Platelet function tests in thrombotic cerebrovascular disorders. Stroke 14:511
404. Unterharnscheid F (1956) Dizziness and vertigo in vertebrobasilar disease, part II: Central causes and vertebrobasilar disease. Stroke 11:413
405. Van de Loo J (1983) Myocardial infarction: Antithrombotic prophylaxis and treatment. In: Van de Loo J, Prentice CRM, Beller FK (eds) The thrombembolic disorders. Schattauer, Stuttgart, p 397
406. Vane JR (1971) Inhibition of prostaglandinsynthesis as a mechanism of action of aspirin-like drugs. Nature 231:232
407. Vanhoutte PM (1978) Heterogenity in vascular smooth muscle. In: Kaley G, Altura BM (eds) Microcirculation. University Press, Baltimore, p 181
408. Vermylen J, Deferyn G, Carreras LO, Machin LO, van Schaeren SJ, Verstraete M (1981) Thromboxan synthetase inhibition as antithrombotic strategy. Lancet I:1073
409. Vinazzer H (1978) On the interaction between acetylsalicylic acid and blood platelets. In: Breddin K, Dorndorf W, Loew D, Marx R (eds) Acetylsalicylic acid in cerebral ischemia and coronary heart disease. Schattauer, Stuttgart, p 39
410. Völkl KP (1986) The estimation of the platelet survival time from a biological point of view. Thromb Res 42:109
411. Völkl KP, Dierichs R (1986) Effects of intravenously injected collagenase on the concentration of circulating platelets in rats. Thromb Res 42:11
412. Voss H von, Pütter J (1975) Humanpharmakologische Untersuchungen bei parenteraler Gabe des Lysinsalzes der Acetylsalicylsäure. III. Colfarit-Symposion Bayer, Leverkusen
413. Weber E (1976) Pharmakologie der Aggregationshemmer. Med Welt 27:1217
414. Weksler BB, Kent J, Rudolph D, Scherer P, Levy DE (1985) Effects of low dose aspirin on platelet function in patients with recent cerebral ischemia. Stroke 16:5
415. Weiss HJ, Tschopp TB, Baumgartner HR (1975) Impaired interaction (adhesion-aggregation) of platelets with the subendothelium in storage pool disease and after aspirin ingestion. N Engl J Med 293:619
416. Weissbach H, Redfield BG (1960) Factors affecting the uptake of 5-hydroxytryptophane by human platelets in an inorganic medium. J Biol Chem 235:3287
417. Welch KMA, Spira PJ, Knowles L, Lance JW (1974) Effects of prostaglandins in the internal and external carotid blood flow in the monkey. Neurology 24:705
418. Welch KMA, Chabi E, Nell JH, Bartosh K, Chee ANC, Mathew NT, Achar VS (1976) Biochemical comparison of migraine and stroke. Headache 16:160
419. White GC, Marouf AA (1981) Platelet factor 4 levels in patients with coronary artery disease. J Lab Clin Med 97:369
420. White JG (1968) Fine structural alterations induced in platelets by adenosine diphosphate. Blood 31:604
421. White JG (1968) Effects of ethylenediamine tetracetic acid (EDTA) on platelet structure. Scand J Haematol 5:241

422. White JG (1969) The structure of human platelet microtubules. Blood 32:638
423. White JG (1969) Effects of colchicine and vinca alkaloids on human platelets III. Influence on primary internal contraction and secondary aggregation. Am J Pathol 54:638
424. White JG (1971) Platelet microtubules and microfilaments effects of cytochalasin B on structure and function. In: Caen J (ed) Platelet aggregation. Masson, Paris, p 15
425. White JG (1972) Uptake of latex particles by blood platelets: Phagocytosis or sequesteration? Am J Pathol 69:439
426. White JG (1972) Interaction of membrane systems in blood platelets. Am J Pathol 66:295
427. White JG (1974) Electron microscopic studies of platelet secretion. Prog Haemost Thromb 2:49
428. White JG (1974) Shape change. In: Didisheim P, Shimamoto T (eds) Platelets thrombosis and inhibitors. Schattauer, New York, pp 159
429. White JG (1975) Is the canalicular system the equivalent of the muscle sarcoplasmatic reticulum? Hemostasis 4:185
430. White JG, Gerrad JM (1979) Interaction of microtubules and microfilaments in platelet contractile physiology. In: Gabbiani G (eds) Methods and achievements in experimental pathology, vol 9: The cytoskeleton in normal and pathologic processes – Cell physiopathology. Karger, Basel
431. White JG (1981) Ultrastructural lesions of stored platelets. Vox Sand [Suppl] 40:62
432. Wiedemann K, Breddin K (1978) Morphologische Veränderungen von Thrombozyten nach Blutentnahme und während der Thrombusbildung. Med Welt 29:27
433. Wilson LA (1978) Platelet survival in amaurosis fugax. In: Breddin HK (ed) Acetylsalicylic acid in cerebral ischemia and coronary heart disease. IV. Colfarit-Symposium, Schattauer, Stuttgart, p 113
434. Whisnant JP, Matsumoto N, Elveback LR (1973) Transient ischemic attacks in the community: Rochester Minnesota 1955–1969. Proc Mayo Clin 48:198
435. Wolff HG (1948) Headache and other head pain, 3rd edn. Oxford University Press, Oxford
436. Wolfson LI, Leenders L, Brown L, Jones T (1985) Alterations of regional cerebral blood flow and oxygen metabolism in Parkinson's disease. Neurology 35:1399
437. Wood L (1972) Aspirin and myocardial infarction. Lancet II:532
438. Wright HP (1941) The adhesiveness of blood platelets in normal subjects with varying concentrations of anti-coagulans. J Pathol 53:255
439. Wu KK, Hoak JC (1974) A new method for quantitative detection of platelet aggregates in patients with arterial insufficiency. Lancet II:924
440. Wu KK, Hoak JC (1975) Increased platelet aggregates in patients with transient ischemic attacks. Stroke 6:521
441. Wysk J, Pollok R, Deinhardt J (1980) Ein neuer Test zur Erfassung der gesteigerten bzw. verminderten Plättchenaggregation. In: Voss H von, Göbel U (Hrsg) Praktische Anwendung der Thrombozytenfunktionsdiagnostik. Thieme, Stuttgart, S 74
442. Zabinski MP, Raymond SL, Catalfamo JL (1984) Platelet adhesion to noncovalently immobilized collagen. J Clin Lab Med 103:236
443. Zahavi J, Jones NAG, Leyton J, Dubiel M, Kakkar V (1980) Enhanced in vivo platelet release reaction in old healthy individuals. Thromb Res 17:329
444. Zahavi J, Kakkar VV (1981) β-thromboglobulin – a specific marker of in vivo platelet release reaction. Thromb Res 23
445. Zahavi J (1983) The role of platelets in myocardial infarction, ischemic heart disease, cerebrovascular disease, thrombembolic disorders and acute idiopathic pericarditis. Thromb Haemost 38:1073
446. Zahavi J, Zahavi M (1985) Enhanced platelet release reaction, shortened platelet survival time and increased platelet aggregation and plasma thromboxan B2 in chronic obstructive arterial disease. Thromb Haemost 105
447. Ziegler DK, Hassanein R (1973) Prognosis in patients with transient ischemic attacks. Stroke 4:666

Sachverzeichnis